인삼과 건강

Ginseng in health and diseases

김 동 현 저

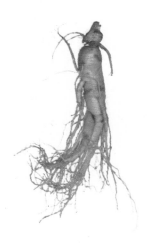

도서출판 효 일
www.hyoilbooks.com

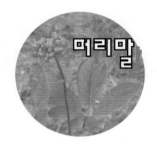

머리말

   고려인삼의 학명은 1843년 러시아의 식물학자인 C. A. Meyer에 의해 *Panax ginseng* C.A. Meyer로 명명하였습니다. 고려인삼의 속명인 Panax는 그리스어의 Pan(모든)과 Axos(치료한다)의 복합어로서 모든 병을 치료한다라는 의미를 갖고 있고 종명을 나타내는 ginseng은 인삼의 중국어 발음을 영문으로 표기한 것입니다.

   이제까지 인삼은 면역조절효과 및 정신신경계, 순환기계, 대사계, 소화기계 기능의 억제와 항진 및 각종 스트레스에 대처하는 항상성 (homeostasis) 등 다양한 효능을 갖는다는 것이 알려져 있고, 최근에는 인삼의 새로운 생리활성체가 밝혀짐에 따라 기존의 효능이 어떻게 나타나는지에 대한 작용기전 연구가 활발하게 진행되고 있습니다. 더나아가 인삼의 새로운 효능이 알려지게 되었습니다.

   인삼에는 많은 성분들이 함유되어 있지만, 효능과 관련한 주성분은 사포닌과 다당체입니다. 사포닌은 이차대사산물로 자신을 보호하기 위해서 만드는 것으로 생각되고 있습니다. 만약 자신을 보호하기 위해서 이차대사산물을 생합성 하는 경우에는 자신이 만든 이차대사산물이 식물 자신에게도 독성을 나타낼 수 있으므로 독성이 낮은 물질로 전환하여 저장하고 있다가 해충 등이 공격을 해오면 저장하고 있던 이차대사산물을 독성 성분으로 전환하여 해충을 공격하여 식물 자신을 보호합니다.

최근 저자 그룹, 일본의 고바시 교수 그룹 등은 사람이 인삼을 복용하게 되면 인삼의 사포닌 성분이 장내로 들어가게 되고 장내에 서식하고 있는 세균들이 인삼 사포닌의 당을 먹게 되면 compound K나 ginsenoside Rh2가 생긴다는 것과 이 성분들이 체내 (혈액)로 흡수되어 인삼의 사포닌에 의한 약효가 나타나는 것으로 밝혀지고 있습니다.

그럼에도 불구하고 인삼의 효능은 모든 사람에게 꼭 같이 나타나는 것은 아니라는 사실이다. 즉 인삼이 잘 받는 사람과 그렇지 않은 사람이 있는 셈입니다. 그래서 최근에는 모든 사람에게 같은 효능이 기대되는 발효인삼, 발효홍삼 등이 개발되었다.

이와 같은 연구들이 축척되면 러시아의 Brekhman이 주장했던 인삼의 애덥토겐 효과(adaptogenic effect)도 밝혀질 것이고 앞으로 다양한 인삼제품이 개발되어 인류의 건강에 크게 기여할 수 있을 것으로 생각됩니다.

지금까지 인삼 관련 5,000편 이상의 논문 중 최근 진행된 일부의 연구들을 중심으로 여기에 간단히 정리하였습니다. 이 책이 많은 독자들이 인삼을 이해하고 유익하게 이용할 수 있는 안내서가 된다면 더할 나위 없이 행복할 것입니다.

끝으로 이 책을 정리하는 동안 연구해준 실험실의 대학원생들과 이 책이 나올 수 있도록 배려를 해주신 김홍용 사장님께도 감사를 드립니다.

저자의 연구실에서

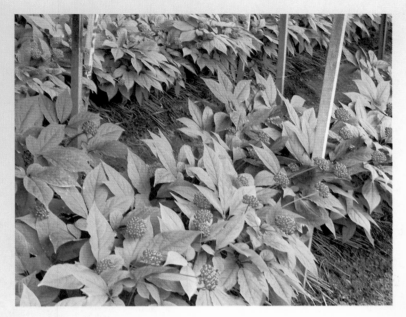

● 인삼재배시험장 1

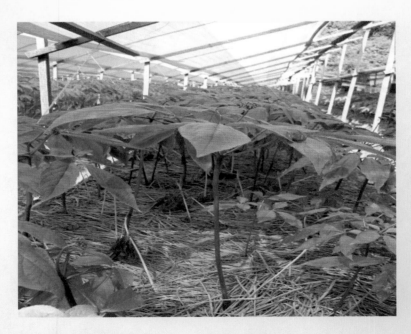

● 인삼재배시험장 2

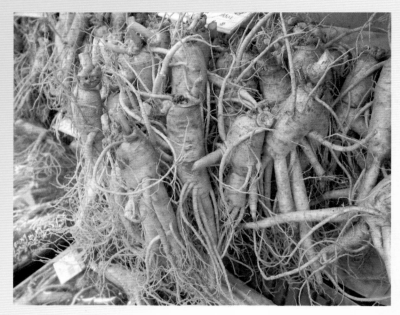

● 수삼판매현장

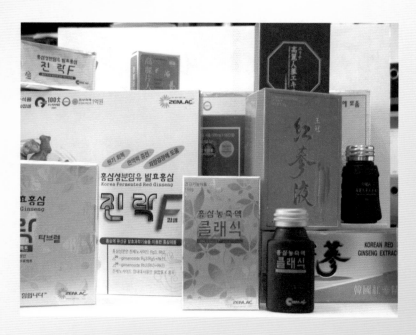

● 시판중인 제품들

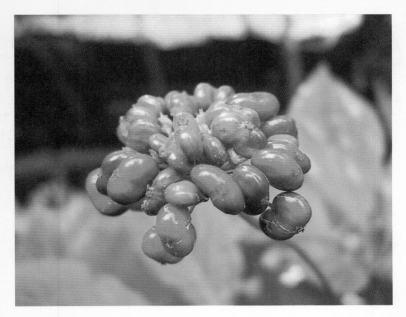

● 인삼열매

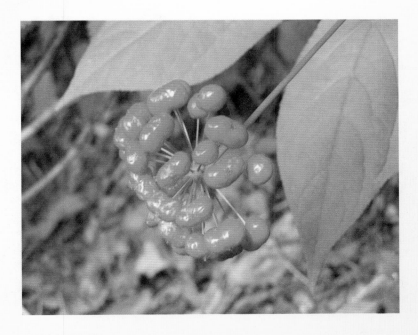

● 산삼열매

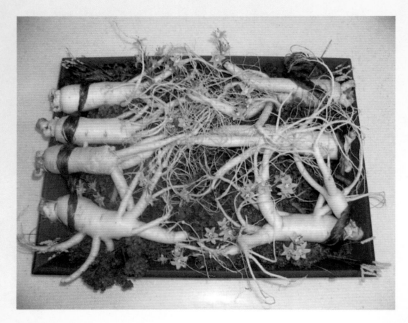

● 시판중인 수삼

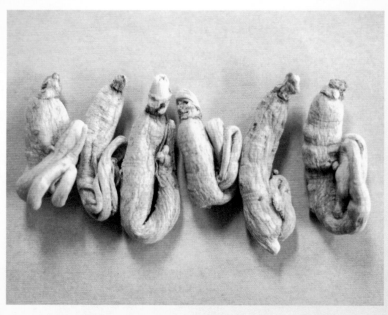

● 백삼

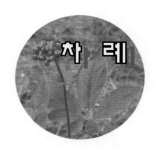
차 례

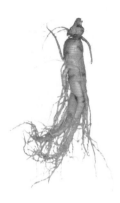

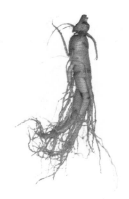

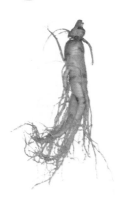

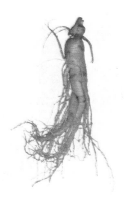

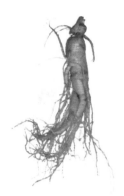

건강기능식품으로서의 인삼(홍삼)제품의 기준 및 규격

인삼과 건강

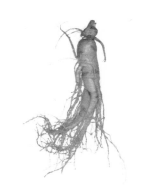

1. 인삼은 언제부터 사용하였을까?

인삼이 한약으로 수재된 것은 약 2,000년전으로 중국의 전한원제시대(前漢元帝時代, BC 48~33)의 문헌 급취장(急就章)에 강장약으로 처음 인삼의 『蔘』자가 소개 되었다.

그 후 중국의 상한론, 신농본초경(神農本草經)을 비롯하여 한방의서에 인삼의 산지, 품질, 약효, 응용처방 등에 대해 수재되어 있다.

인삼의 우리나라 고유의 이름은 「심」이며, 이 어원이 처음 사용된 연대는 알 수 없으나 동의보감(東醫寶鑑), 제중신편(濟衆新編)이나 방약합편(方藥合編)에 인삼이 「심」이라고 표기 되어 그 전부터 사용된 것으로 추정되고 있다. 이 「심」이라는 표현은 은어로 「심봤다」, 「심마니」 등 지금까지도 산삼을 캐는 사람들 사이에서 사용되고 있다.

인삼은 수천 년 전부터 사용되어 왔다고 생각되고 있으나 한약으로서 그 위치를 점하게 된 것은 장중경의 상한론에서 인삼을 21개의 처방에 사용하면서부터이다.

2. 인삼의 종류는?

인삼(Ginseng)은 Pan(모든 것)과 Axos(의학, 치료하다)라는 그리스어에 어원을 둔 *Panax* 속에 속하는 고려인삼 *Panax ginseng* C.A. Meyer를 의미한다. 그러나 최근에는 ginseng이라는 말이 Araliaceae(오가과)에 속하는 많은 식물자원에 붙여 사용되고 있는데, 예를 들면, 고려인삼(Korean Ginseng, Asian Ginseng), 미국삼 또는 화기삼(American Ginseng), 전칠삼(Chinese Ginseng), 죽절삼(Japanese Ginseng), 오가피(Siberian Ginseng) 등이다. 고려삼, 미국삼, 전칠삼, 죽절삼은 *Panax* 속 초본 식물이지만, 오가피는 *Acanthopanax* 속 목본 식물이다.

인삼은 뿌리가 마치 사람 모양을 닮은 식물로 줄기나 잎은 가을에 말라 죽지만 뿌리는 살아있는 다년생 반음지성 숙근초이다.

인삼은 7 종류가 알려져 있으며, 한국을 비롯하여 중국 등 아시아 극동지역에 분포·재배되고 있는 *Panax ginseng* C.A. Meyer와 캐나다, 미국 등에서 분포하고 있는 *Panax quiquifolium*, 중국 운남 등지에 분포하고 있는 *Panax notoginseng*, 일본, 중국 등지에 서식하고 있는 *Panax japonicus*, 미국과 캐나다 등지에 분포하고 있는 *Panax trifolium*, 네팔(히말라야 산맥) 등지에 분포하고 있는 *Panax*

pseudoginseng, 베트남 등에 분포하고 있는 *Panax vietnamensis*이
다(표 1).

표 1. 인삼의 종류와 특징 비교

이름	학명	소엽수	근형태	원산지
고려삼 (Korean ginseng, Asian ginseng)	*P. ginseng* C.A. Meyer	5	사람모양	한국, 만주
회기삼 (American ginseng)	*P. quiquefolius* L.	5	원추형	미국, 캐나다
전칠삼 (Notoginseng)	*P. notoginseng* F.H. Chen	5~7	소형당근	중국 운남
죽절삼 (Chikusetsu-ninjin: Japanese ginseng)	*P. japonicus* C.A. Meyer *P. japonicus var.* *angustifolius* *P. japonicus var.* *bipinnatifidus*	5	대나무 뿌리모양	일본, 중국
삼엽삼 (Ground nut ginseng)	*P. trifolium* L.	3	구형	미국, 캐나다
히말라야삼 (Himalayan ginseng)	*P. pseudoginseng* Wall. *subsp. himalaicus* Hara	5	구근형	네팔
베트남삼 (Vietnamese ginseng)	*P. vietnamensis* Ha.	5	토란뿌리 모양	베트남

3. 인삼은 언제부터 재배하기 시작하였을까?

한국 및 중국 등지에 인삼 등이 서식하고 있어 이를 채취하여 사용하는 과정에서 소진되어 채취가 쉽지 않자 재배를 시작한 것으로 생각되고 있다.

한국에서의 인삼의 인공적인 재배는 1080년 고려 11대 문종 때 처음으로 자연삼 인삼을 가공하여 홍삼제조를 시작한 듯 하고, 1122년 고려 인종 때 인삼을 산에서 재배하여 산양삼을 번식시켰으며, 1392년 고려 공양왕 때 인삼의 인공재배가 성행했던 것 같다. 현재는 한국, 중국, 일본 뿐만 아니라 미국, 캐나다, 호주 등지에서도 인삼의 재배가 활발히 이루어지고 있다.

1556년 조선 중기 명종 때 홍삼을 국가에서 관장하여 제조했던 것으로 밝혀졌다. 이와 같은 홍삼의 제조목적은 효능이 우수한 인삼을 오래 보관하기 위함으로, 목축을 주업으로 하는 민족이 우유를 오래 보관하기 위해서 치즈 등을 만들어 보관하는 것과 같으며, 배추를 오래 보관하기 위해 우리나라에서 김치를 개발하는 것과 같은 이치인 셈이다.

4. 인삼의 함유성분은?

 ## 인삼 함유성분과 이차대사산물

인삼을 비롯한 식물들은 모두 이산화탄소를 이용하여 탄수화물을 만들고, 이를 이용하여 피루빈산(pyruvic acid), 더 나아가서 acetic acid를 만든다. 이 acetic acid을 이용하여 플라보노이드, 알카로이드, terpenoid, saponin 등의 이차대사산물을 만든다. 식물들이 이 이차대사산물을 만드는 이유는 대부분 자신을 보호하기 위해서이고, 그 외에 영양분을 이용하여 남는 물질을 배설하기 위해서 만드는 것으로 생각되고 있다. 만약 자신을 보호하기 위해서 생합성 하는 경우에는 자신이 만든 이차대사산물이 자신에게 독성을 나타낼 수 있다. 그러므로 독성이 적은 물질로 전환하여 저장하고 있다가 필요에 따라 해충과 같은 것이 공격을 해오면 해충에 독성을 나타내는 물질로 전환하여 해충의 공격으로부터 식물 자신을 보호한다. 이와 같은 이유로 식물들은 이차대사산물을 배당체 형태로 저장하고 있는 것으로 저자의 연구를 통해서 밝혀지고 있다. 식물, 한약들은 이차대사산물에 따라 다양한 약효를 나타내게 되는 것이다.

인삼의 경우도 타 식물과 마찬가지로 이차대사산물로 사포닌을 대량 생산한다. 이 사포닌들은 독성이 강한 물질이므로 배당체로 전환하여 인삼 자체의 독성이 가지 않도록 사포닌 배당체로 저장하고 있다. 그러므로 인삼 자체에 함유하고 있는 사포닌을 그대로 이용한다면 활성이 없거나 아주 낮은 경우가 많다.

 인삼의 성분 추출방법

백삼과 홍삼의 성분은 물성에 따라 분리하며, 인삼 사포닌의 경우 메탄올로 분리하는 과정은 그림 1과 같이 잘 확립되어 있다.

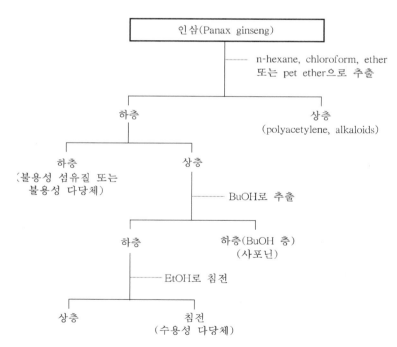

그림 1. 인삼 성분을 추출하는 과정

🌰 인삼 함유성분

인삼의 성분은 인삼 특유의 성분인 인삼사포닌(ginsenoside)과
타 식물에도 존재하는 폴리아세틸렌(polyacetylene), 핵산염기배
당체(nucleoside), 알카로이드, 페놀성 화합물, 다당체, 단백질 및
아미노산, 향기성분 등이 밝혀져 있다(표 2).

표 2. 인삼 함유성분

분류	함유성분	예
탄수화물	saccharides, fiber, pectin	
함질소 화합물	proteins, peptides, amino acids, nucleic acids, alkaloids	Gomisin
지용성 물질	lipids, fatty acids, essential oils, phytosterols, phenolics, polyacetylenes, terpenes	
사포닌	protopanaxadiols, protopanaxatriols, oleanolic acid	ginsenoside Ro, Ra, Rb, Rc, Rd, Re, Rf, Rg, Rh, gypenoside (그림 2 참조).
기타	Ge, vitamin C	

인삼사포닌(ginsenoside)은 비당체(aglycone)부분이 dammarane
계인 potopanaxadiol(PD), protopanaxatriol(PT) 및 oleanane계
로 구성되어 있고, oleanane계 사포닌은 dammarane 계에 비해 미량
함유되어 있다. PD계 사포닌과 PT계 사포닌의 비율에 있어서 인삼(홍
삼)의 PD/PT 비율은 1.34이다.

	R1	R2
Ginsenoside-Ra1	Glc-Glc-	Xyl-Ara(p)-Glc-
Ginsenoside-Ra2	Glc-Glc-	Xyl-Ara(f)-Glc-
Ginsenoside-Ra3	Glc-Glc-	Xyl-Glc-Glc-
Ginsenoside-Rb1	Glc-Glc-	Glc-Glc-
Ginsenoside-Rb2	Glc-Glc-	Ara(p)-Glc-
Ginsenoside-Rb3	Glc-Glc-	Xyl-Glc-
Ginsenoside-Rc	Glc-Glc-	Ara(f)-Glc-
Ginsenoside-Rd	Glc-Glc-	Glc-
20(S)-Ginsenoside-Rg3	Glc-Glc-	H
20(S)-Ginsenoside-Rh2	Glc-	H
Ginsenoside-Ri	Ac-Glc-Glc-	Glc-Glc-
Ginsenoside-Rs1	Ac-Glc-Glc-	Ara(p)-Glc-
Ginsenoside-Rs2	Ac-Glc-Glc-	Ara(f)-Glc-
Malonyl-ginsenoside-Rb1	Glc-Glc-	Glc-Glc-
Malonyl-ginsenoside-Rb2	Glc-Glc-	Ara(p)-Glc-
Malonyl-ginsenoside-Rc	Glc-Glc-	Ara(f)-Glc
Malonyl-ginsenoside-Rd	Glc-Glc-	Glc-
Protopanaxadiol	H	H

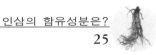

	R1	R2
20(R)-Ginsenoside-Rg3	Glc-Glc	H
20(R)-Ginsenoside-Rh2	Glc-	H
20(R)-protopanaxadiol	H	H

	R1	R2
Ginsenoside-Re	Rha-Glc	Glc
Ginsenoside-Rf	Glc-Glc-	H
Ginsenoside-Rg1	Glc-	Glc
Ginsenoside-Rg2	Rha-Glc	H
Ginsenoside-Rh1	Glc-	H
20-Gluco-ginsenoside-Rf	Glc-Glc-	Glc

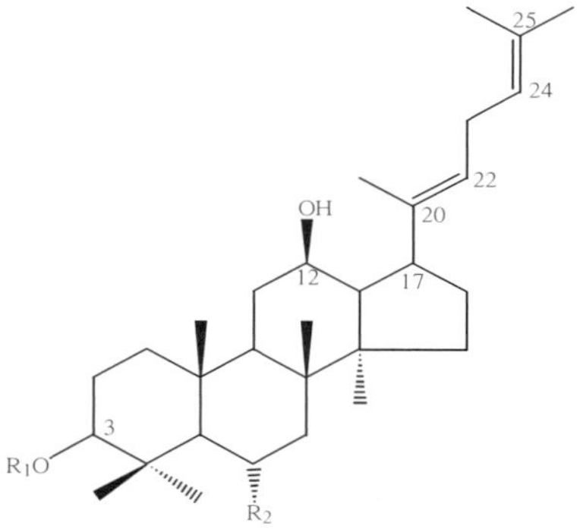

	R1	R2
Ginsenoside-F4	H	Rha-Glc-O
Ginsenoside-Rh3	Glc	H
Ginsenoside-Rg5	Glc-Glc	H
Ginsenoside-Rh4	H	Glc-O

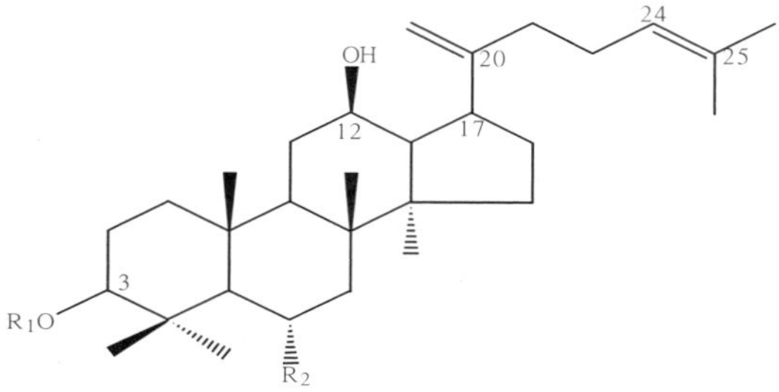

	R1	R2
Ginsenoside Rk1	Glc-Glc	H
Ginsenoside Rk2	Glc	H
Ginsenoside Rk3	Glc	HO

그림 2. 대표적인 인삼 사포닌의 구조

인삼의 특이성분으로 알려진 ginsenoside 34종(백삼 22종, 홍삼 30종) 분리되었으며, 그 외에도 최근에 발효인삼 등에서 compound K 등이 분리되었다.

인삼에 함유하는 사포닌 분포를 보면 ginsenoside Rb1은 23%, Re는 15%, Rg1은 19%, Rc는 12%, Rb2는 11% 등으로 다양한 ginsenoside들이 포함되어 있다.

백삼과 홍삼의 성분 차이점

수삼의 이물을 제거하고 그대로 또는 거피하여 잘 건조한 인삼을 백삼이라고 하며, 수삼을 98~100℃에서 수시간 찌고, 60℃ 전후에서 잘 건조한 인삼을 홍삼이라고 한다.

백삼은 ginsenoside Ra, Rb1, Rb2, Rc, Rg1, Re 등이 주성분이며, 홍삼은 백삼에 있는 성분들이 찌는 과정에서 물리화학적으로 만들어진 ginsenoside Rg3가 다량 함유되어 있다. 미량이나마 ginsenoside Rh2, Rh1 등도 함유하고 있다. 이러한 성분들은 인삼 원 함유 사포닌과는 다른 생리활성을 갖고 있어 백삼과 홍삼의 약리 활성(효능)에도 차이를 보일 수 있다.

그럼에도 불구하고 백삼(수삼 포함)과 홍삼은 구입하여 그대로 (분말 등) 섭취하는 경우를 제외하고는 성분에 큰 차이를 보이지 않을 것으로 보인다. 그 이유는 백삼(또는 수삼)을 구입하여 가정에서 섭취하는 경우에 물에 끓여서 복용한다. 이 끓이는 과정이 홍삼을 제조하는 과정과 같은 효과를 나타낼 수 있기 때문이다. 백삼과 홍삼의 맛을 비교하면 홍삼은 약간 단맛이 있고 백삼은 쓴맛이 있다.

인삼의 대표적인 활성 성분인 사포닌 함량에서는 일반적으로 백삼이 홍삼보다 높다.

수삼을 홍삼보다 더 높은 온도에서 열처리하게 되면 어떻게 될까? 홍삼과 같은 성분이 생길 뿐만 아니라 홍삼에 ginsenoside Rg5 등이 증가하게 되는데, 이러한 과정을 거쳐 만들어진 것이 선삼, 흑삼 등이다. 어떤 인삼이 가장 효과가 좋을까 하고 질문하는 사람들이 많다. 하지만 이에 대한 정확한 답은 없다. 인삼은 제조방법에 따라 다른 효능을 가질 수 있으므로 목적(질병)에 따라 몸에 맞는 인삼을 선택하는 것이 중요하다.

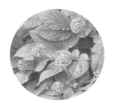

5. 인삼의 효능은 장내세균에 의해 좌우된다?

 ## 소화관과 장내세균

사람이 살아가는 환경에는 세균을 포함한 수많은 미생물들이 살고 있다. 사람의 피부에서부터 소장관에 이르기까지 곳곳에 서식하고 있는 미생물들을 정상세균총(미생물총)이라고 하며, 이러한 세균 중에서도 사람의 건강과 가장 밀접한 관계를 갖고 있는 것을 장내세균총이라 한다.

사람의 소화관은 입에서 항문까지 꾸불꾸불하게 터져있는 길다란 관으로 그 길이는 성인의 경우 8~9m이다. 소화관은 구강에서부터 시작하여 식도, 위, 소장, 맹장, 대장, 항문 순으로 이어져있다. 이 소화관에 서식하는 장내세균들은 건강한 상태에서 대장균과 같은 유해균과 유산균과 같은 유익균이 적당히 균형을 이루어 서식하고 있다. 이 장내세균들은 태어나면서부터 소화관에 서식하기 시작한다 (그림 3). 입안에는 내용물 1 g(㎖)당 평균 10^7개의 장내세균이 서식하고 있으며, 이의 표면, 치근, 조직의 표면에서는 음식물 중에 포함되어 있던 세균이 정착하여 서식하게 된다. 이와 같이 입안에 정착하여 살고 있는 세균은 연령, 충치의 수, 이의 위생상태 등에 따라 상당한 차이를 보인다. 입안에는 *Streptococcus*, *Lactobacillus*, *Veillonella*, *Fusobacterium*, *Propionibacterium*, *Bacteroides*, *Streptococcus* 등의 균주가 서식하고 있다. 위장 안에는 유산간균, *Streptococcus*, 효모 등 내산성균들이 위장 내 내용물 1그람 당 $10^2 \sim 10^3$개 정도 검출된다. 소장 윗부분(십이지장)에 서식하는 균주는 공복시 유산간균, 연쇄상 간균, 효모 등이 장 내용물 1 g 당 10^4개 이하이다. 소장의 아랫부분(공장 및 회장)에는 공복 시 세균이 10^7개 정도 검출되며, 소장 윗부분에 있던 유산간균, 연쇄상구균, 대장의 우세균인 *Bacteroides*, *Eubacterium*, *Streptococcus* 등이 서식하고 있다. 맹장에 이르게 되면 세균의 수는 적어도 장내용물 1 g 당 10^{10}개 이상 검출된다. 여기에서 보이는 균총의 양상은 대변 중의 장내세균총과 비슷하다. *Bacteroides*, *Bifidobacterium*, *Eubacterium*, *Clostridium* 등의 혐기성균이 우세균이고, 대장균, 연쇄상구균, 유산간균, *Veillonella*, 포도상구균 등도 검출된다.

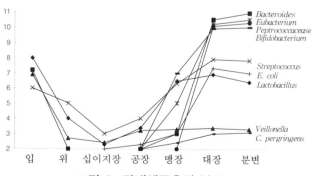

그림 3. 장내세균총의 분포
(Mitsuoka, 1981)

소화관에 서식하는 세균의 종류와 수가 모든 사람에게 같지 않으며, 같은 사람의 경우라 변화하기 쉽다. 이러한 장내세균 중 일부는 먹는 음식물과 같은 환경에 따라 변화되기 쉽다. 서양 사람과 같이 육류를 많이 먹는 사람과 동양인과 같이 야채를 많이 먹는 사람, 그리고 카레를 많이 먹는 인도 사람과 고추를 많이 먹는 한국 사람 사이에 차이가 있을 수 있다. 인삼을 먹는 사람과 그렇지 않은 사람 사이에도 차이가 있을 수 있다. 또한 스트레스에 의해서도 장내세균은 변한다.

🦠 장내세균 대사란?

경구투여 되는 음식물, 인삼과 같은 한약들은 체내(혈액)로 흡수되기 전에 장내에 서식하는 장내세균과 만나게 되고, 더 나아가서 장내세균의 대사를 받아 대사체 또는 생물전환체를 만든다. 예를 들면, 사람이 인삼을 입을 통해서 섭취하게 되면 장내에 서식하고 있던 균주들이 인삼을 먹이감으로 이용하게 된다. 이 과정에서 세균들은 쉽게 이용할 수 있는 당쇄 부분을 이용하고 쉽게 이용할 수 없는 나머지 부분(비당체 부분)은 버리게 된다. 사람의 장내에서는 장내세균이 이용하고 남은 대사체 부분이 체내로 흡수되고 우리 몸 속으로 흡수된 대사체 성분들이 약효를 발휘하게 되는 것이다(그림 4).

우리는 그런 가정도 해볼 수 있다. 우리가 인삼을 먹으면 장내에 서식하는 세균이 이용하기 전에 우리 체내(혈액)로 먼저 흡수되지는 않을까? 인삼의 다른 성분들은 흡수될 수 있지만 대부분의 인삼 사포닌 성분은 극성이 높아 우리 몸속의 위장이나 십이지장에서 쉽게 흡수되는 성분이 아니다. 그러나 장내세균이 이용하고 남은 인삼

대사체 성분은 극성이 낮아져 대사되기 전에 비해 소화관에서 흡수
되기 쉽다. 그러므로 인삼의 약효를 나타내는 성분은 인삼 그 자체
에 함유하고 있는 성분이 아니라 장내세균이 이용하고 남은 성분인
셈이다.

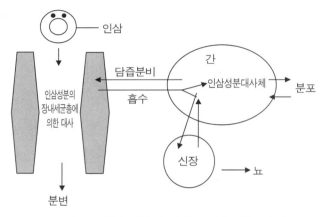

그림 4. 인삼 성분이 체내로 흡수되는 과정

예를 들면, 인삼 중에 가장 많이 함유하고 있는 사포닌은 ginseno-
oside Rb1으로 이 성분은 위나 십이지장에서 쉽게 흡수되지 않는
성분이다. 그러나 회장에서부터 대장에 이르기까지 서식하는 균주
들이 ginsenoside Rb1를 대사시켜 compound K를 만든다면 혈액
내로 흡수될 수 있다. 그러므로 소장 하부나 대장에 서식하는 균주
에 따라 인삼의 대사과정이 다를 수 있고 체내로 흡수되는 성분도
다를 수 있다. 따라서 이러한 인삼 성분의 대사과정과 흡수형태는
인삼의 약효에 가장 중요하다.

장내세균에 의한 인삼 사포닌(ginsenoside)들의 대사 과정

인삼은 주성분인 ginsenoside들을 함유하고 있으며, 이 사포닌 성분은 protopanaxadiol계인 ginsenoside Rb1, Rb2, Rc 등과 protopanaxatriol계인 ginsenoside Re, Rg1, Rf 등을 함유하고 있다. 이 사포닌들은 구조적인 특징에 따라 사람의 장내세균총에 의해 대사되는 과정이 다르다. 백삼 등에 함유되어 있는 ginsenoside Rb1, Rb2, Rc, Rd 등의 protopanxadiol계 ginsenoside들은 ginsenoside F2를 경유하여 compound K로 대사된다(그림 5).

Protopanaxatriol계인 ginsenoside Re, Rg1, Rf 등은 장내세균에 의해 ginsenoside Rg2나 ginsenoside Rh1으로 대사되며, 더 대사되는 경우에는 protopanxatriol로 대사되는 경우도 있다(그림 5).

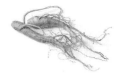

가. protopanaxadiol계 사포닌의 대사과정

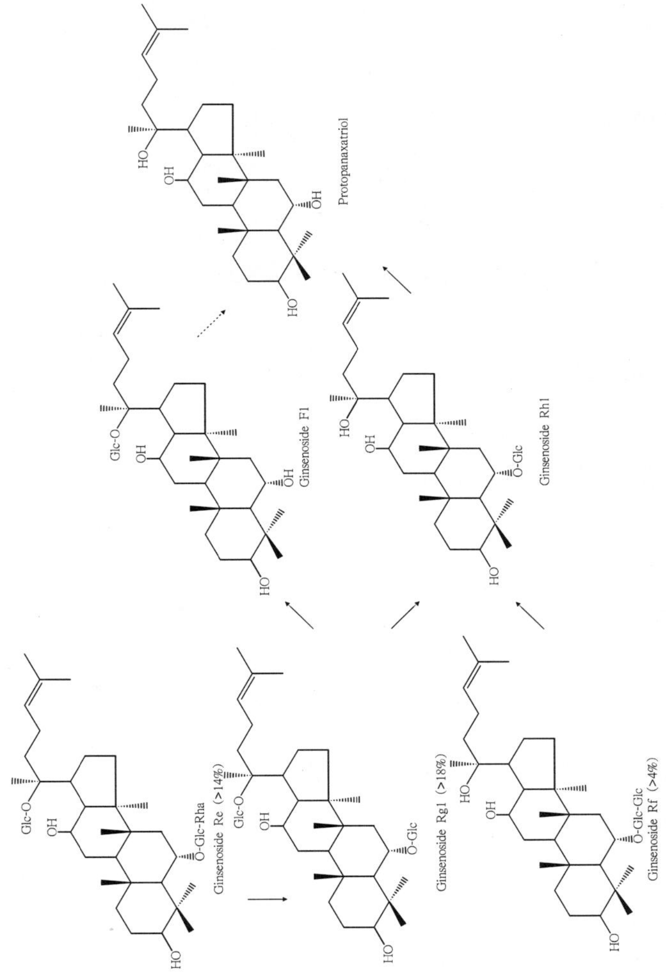

나. protopanxatriol계 사포닌의 대사과정

그림 5. 인삼사포닌의 장내세균에 의한 대사과정

홍삼은 일반적으로 백삼이 함유하고 있지 않은, 열처리과정에서 생성되는 ginsenoside Rg3를 함유하고 있다. 이 성분은 사람의 장내세균총에 의해 ginsenoside Rh2로 대사되고 경우에 따라서는 더 대사되어 protopanaxadiol로 대사되기도 한다(그림 6).

홍삼보다 더 높은 온도에서 열처리한 흑삼, 선삼 등에는 홍삼에 함유하고 있는 ginsenoside Rg3 외에도 ginsenoside Rg5와 ginsenoside Rk1가 함유되어 있다. 이 사포닌도 사람의 장내세균총에 의해 대사되어 ginsenoside Rh3와 ginsenoside Rk2로 대사된다(그림 7).

이러한 대사반응은 장내에 우세균인 *Bacteroides* 속, *Fusobacterium* 속, *Provotella* 속, *Bifidobacterium* 속, *Eubacterium* 속 균주들에 의해 진행된다.

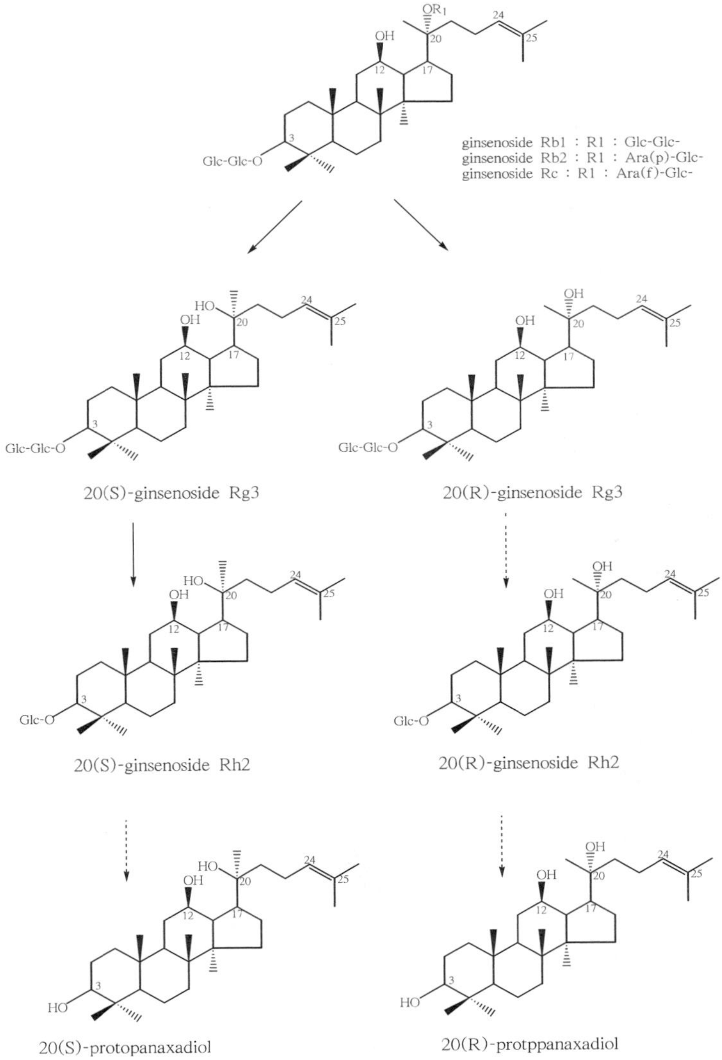

ginsenoside Rb1 : R1 : Glc-Glc-
ginsenoside Rb2 : R1 : Ara(p)-Glc-
ginsenoside Rc : R1 : Ara(f)-Glc-

20(S)-ginsenoside Rg3

20(R)-ginsenoside Rg3

20(S)-ginsenoside Rh2

20(R)-ginsenoside Rh2

20(S)-protopanaxadiol

20(R)-protppanaxadiol

**그림 6. 홍삼의 특이 사포닌 ginsenoside Rg3의 장내세균에 의한 대사
과정**

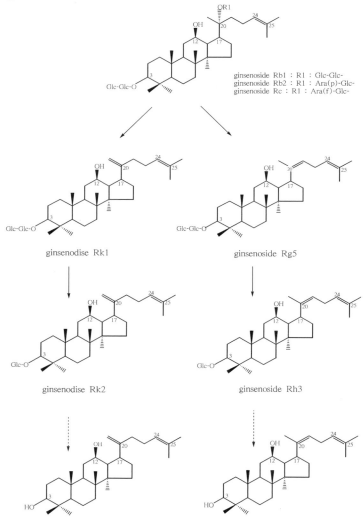

ginsenoside Rb1 : R1 : Glc-Glc-
ginsenoside Rb2 : R1 : Ara(p)-Glc-
ginsenoside Rc : R1 : Ara(f)-Glc-

ginsenodise Rk1

ginsenoside Rg5

ginsenodise Rk2

ginsenoside Rh3

△ 20-protopanaxadiol

그림 7. 선삼 함유 사포닌 ginsenoside Rg5와 Rk1의 장내세균에 의한 대사과정

인삼을 복용하면 우리 몸 안(혈액)으로는 어떤 성분이 흡수되는가?

인삼에 가장 많이 함유되어 있는 성분은 다당체(폴리사카라이드)와 사포닌이다. 폴리사카라이드는 분자량이 적어도 수만달톤 이상이라 체내로 흡수되기 쉽지 않은 성분이다. 사포닌은 흡수될 수 있는 성분이기는 하나 인삼에 함유하고 있는 대표적인 성분인 ginsenoside Rb1을 흰쥐에 투여한 결과 혈액 중에서 ginsenoside Rb1을 검출할 수 없었다. 그러나 혈액 중에서 검출되지 않는 장내세균 대사체인 compound K가 검출되었다(그림 8). 요로 배설된 사포닌을 분석한 결과도 역시 ginsenoside Rb1은 검출되지 않고 compound K 만이 검출되었다(그림 9).

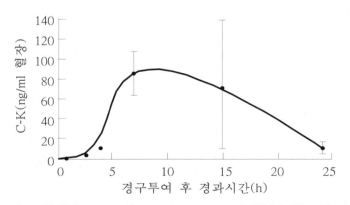

그림 8. 흰쥐에 ginsenoside Rb1을 경구투여한 후 혈중 사포닌
compound K의 함량분석

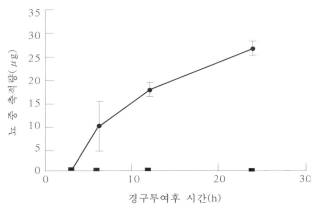

그림 9. 흰쥐에 ginsenoside Rb1을 투여한 후 뇨 중 사포닌 함량분석
◆ : compound K. ■ : ginsenosid Rb1.

 인삼을 얼마나 복용하면 효능이 있을까?

   인삼의 효능과 관련하여 섭취량을 조사하는 연구가 진행된 것은 없다. 한방에서 또는 일반적으로 추천하는 양은 대략 하루 3 g 정도 이다(표 3).

   그렇다면 사포닌 양으로 계산하면 하루 투여량은 대략 200~300 mg 정도 되고 인삼 중에 가장 많이 함유하고 있는 ginsenoside Rb1 양으로 계산하면 약 30~50 mg 정도 된다. 그렇다면 이 정도 양이면 충분히 효능을 나타낼 수 있을까? 여러 가지 실험 결과들로 미루어 보면 효능을 나타내기에는 부족한 감이 있다. 그러므로 ginsenoside Rb1 보다 함량이 낮은 다른 사포닌들은 아무리 효능 이 우수하다고 하더라도 한 가지 성분으로 효능을 나타내기에는 역부

족인 셈이다. 그렇다면 인삼을 더 많이 먹어야 하는가? 그렇지는 않
다. 그 이유는 인삼사포닌 중 ginsenoside Rb1 외에도 나머지 사포
닌들 중 protopanaxadiol계 사포닌들이 compound K로 전환될
수 있기 때문이다. 인삼을 복용하면 실제로 compound K가 흡수되
는가에 대한 연구는 Twab 등에 의해서 이루어졌다. Twab은 인삼을
사람에게 복용시키고 혈액 중으로 흡수된 사포닌을 분석한 결과 대표
적인 성분은 compound K, ginsenoside Rh1, Rg2 등 임을 밝혔
다.

표 3. 인삼 함유 사포닌 함량

사포닌 종류		함량(%)
Protopanaxadiol ginsenoside	Ginsenoside Ra	3.3
	Ginsenoside Rb1	22.9(16mg/g ginseng)
	Ginsenoside Rb2	10.9
	Ginsenoside Rc	11.9
	Ginsenoside Rd	6.8
	Ginsenoside Rh2	0.1
Protopanaxatriol ginsenoside	Ginsenoside Re	14.8
	Ginsenoside Rf	4.3
	Ginsenoside Rg1	18.6(13mg/g ginseng)
	Ginsenoside Rg2	3.3
	Ginsenoside Rg3	1.0
	Ginsenoside Ro	2.3

저자의 연구실에서도 ginsenoside Rb1을 흰쥐에 경구투여한 후 뇨중으로 배설되는 인삼사포닌을 조사한 결과 역시 뇨중에 compound K가 배설되는 것으로 확인하였다(그림 9). 그러므로 한 개 한 개의 인삼 사포닌이 각기 다른 효능을 나타낼 것이라는 데에는 부정적인 의미를 갖게 된다. 그러므로 인삼 중에 활성 성분보다는 혈액 중에 이행하는 성분의 효능을 연구하는 것이 중요하다.

인삼사포닌의 장내세균 대사 전후의 생리활성

인삼사포닌 성분인 ginsenoside Rb1, Rb2, Rc의 대표적인 약리작용으로는 항암활성, 항염증, 항당뇨작용 등이 알려져 있다. 이 성분들을 직접 암세포를 이용하여 *in vitro*에서 항암활성 등을 측정하면 암세포에 대한 세포독성 활성은 없다. 그러나 이 성분들이 경구 투여 되는 경우 장내세균의 대사를 받아 생성된 compound K 화합물로 전환되면 강한 암세포에 대한 세포 독성과 암전이 억제 활성을 나타낸다(표 4). 이와 같은 결과는 ginsenoside Rb1, Rb2, Rc 등과 장내세균의 대사체인 compound K를 비교하면 암세포에 대한 세포독성 효과가 현저히 증가된 것을 알 수 있다. 홍삼 성분인 ginsenoside Rg3도 장내세균 대사체인 ginsenoside Rh2와 암세포에 대한 세포독성을 비교하면 ginsenoside Rh2가 원화합물에 비해 우수한 결과를 나타내었다. 또한 protopanaxatriol계 화합물인 ginsenoside Re, Rg1, Rf 등도 장내세균 대사체인 ginsenoside Rh1나 protopanaxatriol와 비교하면 장내세균 대사체가 우수한 암세포 전이억제효과 및 암세포에 대한 세포독성을 나타냈다.

표 4. 인삼사포닌들의 암세포에 대한 세포독성

사포닌	EC$_{50}$ (μM)							
	혈청배지에서				혈청없는 배지에서			
	A549	P388	HeLa	HepG2	A549	P388	HeLa	HepG2
Ginsenoside Rb1	>50	>50	>50	>50	>50	$-^a$	>50	>50
Ginsenoside Rb2	>50	>50	>50	>50	>50	–	>50	>50
Ginsenoside Rc	>50	>50	>50	>50	>50	–	>50	>50
Ginsenoside Rd	>50	>50	>50	>50	>50	–	>50	>50
Ginsenoside Rg3	>50	>50	>50	>50	28.9	–	>50	>50
Compound K	27.9	31.6	27.1	28.8	0.1	–	0.1	0.6
Ginsenoside Rh2	>50	37.6	>50	>50	3.4	–	0.7	7.2

a 측정 할 수 없음

ED$_{50}$. 50% 세포독성을 나타내는 농도

이러한 효과는 항염증 효과 항알러지 효과와 뇌허혈 개선 효과에 서도 비슷한 경향을 보였다.

즉 인삼은 직접 항염, 항알러지, 뇌허혈개선효과 등의 효능을 나타 내는 성분을 직접 갖고 있는 것이 아니라 장내세균의 대사에 의해 효 능을 발휘하는 성분들을 함유하고 있는 것이다. 인삼의 효능은 장내 세균의 대사반응이 없이는 효능을 발휘할 수 없는 것이며 장내세균 의 차이에 따라 인삼의 효능이 좌우될 수 있다는 것이다.

알러지 중 아토피 질환과 같은 제 1형 과민반응인 수동형 피부 아낙 필락시스를 생쥐에 모델 동물을 만들어 인삼사포닌의 효능을 평가한 결과, 인삼사포닌 중 인삼에 가장 많이 함유되어 있는 ginsenoside Rb1을 경구투여하였을 때 저해 효과가 있었다(표 5).

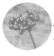
표 5. 인삼사포닌의 수동형 피부 아낙필락시스 반응
(passive cutaneous anphylaxis reaction) 억제효과

종류	용량 (mg/kg)	저해율 (%)	
		경구투여	복강투여
Saline	–	0	0
Ginsenoside Rb1	25	34±4.3[a]	17±10.2
Ginsenoside F2	25	41±5.2	48±9.0
Compound K	25	98±0.5	99±0.5
Ginsenoside Rg3	25	38±6.7	47±3.9
Gginsenoside Rh2	25	36±5.5	88±4.6
Azelastine	25	91±8.8	98±1.2
DSCG	100	37±0.2	45±2.6

[a]mean± S.D. (n=5).

그러나 이 ginsenoside Rb1을 복강투여 하였을 때는 거의 효과가 없었다. 그러나 이의 장내세균 대사체인 compound K를 경구투여와 복강투여를 실시하여 평가한 결과 모두 아주 우수한 효과를 보였다.

만성 염증성 질환 등에서 볼 수 있는 것과 같은 제 4형 과민반응인 접촉성 피부염을 생쥐의 귀에 일으킨 뒤 인삼사포닌의 효능을 평가하기 위하여 인삼에 가장 많이 함유하고 있는 ginsenoside Rb1을 투여한 결과 효과가 없었다(그림 10). 그러나 이의 장내세균 대사체인 compound K는 아주 우수한 효과를 나타냈다.

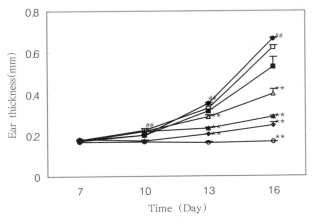

그림 10. Oxazolone으로 유도한 생쥐의 접촉성 귀부종에 대한 인삼사포닌의 저해효과

○ : 정상군(vehicle만 처리), ● : oxazolone 단독 처리군, △ : 0.02% compound K, ▲ : 0.05% compound K, □ : ginsenoside Rb1, ■ 모든 값은 mean ± S.D.로 표시하였음. ## : 정상군에 비해 oxazolone 처리군의 유의성(**p<0.01) ; ** : oxazolone 처리군에 비해 인삼사포닌 투여군의 유의성 (**p<0.001).

🍄 증과 장내세균

한방에서는 사람을 체질에 따라 분류한다. 체질에 따라 장내세균도 다를까? 물론 사람에 따라 장내세균은 상당히 다르다. 예를 들면, 육식을 많이 섭취하는 사람들은 육식 중의 지방과 단백질에 의해 베타글루쿠로니다제나 트립토판나제 효소가 유도되어 증가하게 되고 더 나아가서는 대장암 발생의 원인이 되기도 한다. 그러나 채식을

하면 이러한 효소의 생산은 억제되고 대장암 발생비율도 낮아지는
것으로 밝혀졌다. 이와같이 체질, 인삼, 장내세균과의 관계에 대해
지금까지 연구되어온 결과들을 보면 체질에 따라 인삼이 받는 사람
과 받지 않는 사람사이에 장내세균은 다른가에 대한 질문에 분명이
다르다라고 답할 수 있다. 저자의 연구실에서 98명의 사람들에 대
해 인삼의 사포닌 성분을 약효성분으로 전환시키는 능력을 측정한
결과 역시 사람에 따라 그 차이는 상당했다(그림 11).

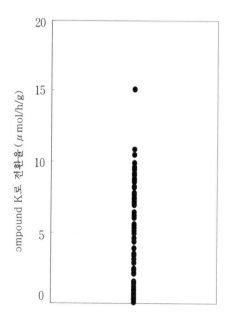

**그림 11. Ginsenoside Rb1을 compound K로 전환 시키는 한국인의
분변 활성**

각 점은 개개인의 활성(n=98).

인삼사포닌을 전혀 대사시키지 못하거나 거의 대사시키지 못하는 사람이 전체 검사한 사람의 약 20% 정도였다. 이와 같이 인삼의 사포닌을 대사 시킬 수 없는 사람들은 인삼사포닌에 기인한 약효를 기대하기는 쉽지 않다. 그렇다면 어떻게 하면 그런 사람들에게 인삼의 약효를 기대할 수 있을까? 인삼의 사포닌을 약효성분으로 전환시켜 사용한다면 우수한 인삼의 효능을 기대할 수 있다.

6. 인삼의 약리효능

1 한방에서 인삼의 적응증

인삼은 보기약으로 신체의 생리기능저하로 생기는 여러 가지 질환에 강장, 강정의 목적으로 사용될 뿐 아니라 심장성 쇼크, 빈사상태 등의 구급 시에도 사용하며, 인삼은 정신안정에 사용되기도 한다.

性味 — 甘微苦, 溫
歸經 — 脾, 肺, 胃
主治 및 藥效 — 精神安定, 記憶力增進, 五臟六腑保護, 肝萎縮, 肝虛弱, 消渴, 頻尿, 虛脫症, 去痰, 吐血, 血脈疏通, 血養, 元氣回復, 陽氣不足, 血氣津液不足, 胃腸障害, 腹痛, 便痛好轉, 慢性泄瀉, 吐瀉瘧亂, 惡心嘔吐, 明目, 眩氣症 등

한방임상 적응 예
• 보기약으로 신체의 생리기능저하에 사용
• 구급 시 사용. 심장성 쇼크, 빈사상태 환자의 경우 사용
• 심혈관치료, 고혈압증, 관상동맥경화, 협심증 등에 사용

- 위장과 간장질환 치료에 사용(만성위염 환자의 식욕증진, 위통 치료)
- 당뇨병 치료에 사용(경증 당뇨병, 중정도 당뇨병의 경우 전신증상 호전, 구갈, 허약 등의 증상 경감)
- 정신병 치료에 응용(신경계통의 현저한 부활효과, 신경쇠약)
- 강정작용, 성선기능증강, 신경쇠약에 의한 성적무력증(impotence)에 사용
- 시력을 높임
- 호흡곤란이 생기는 천식, 인후건조증, 일시적 충격에 의한 토혈, 코피에는 금기

2 세포배양실험과 동물실험을 통해 밝혀진 인삼의 효능

인삼의 생리활성 연구는 백삼, 홍삼, 선삼, 흑삼 등 다양한 재료를 사용하여 *in vitro* 실험, 동물실험, 임상연구가 이루어지고 있어 이 연구들을 모두 정리할 수는 없다. *In vitro* 연구(세포배양계를 이용한 실험 포함)와 동물실험을 통하여 인삼엑스와 인삼사포닌의 생리활성을 연구하고 있어 인삼의 전반적인 효능을 이해하는 데에는 도움이 되고 있으나 임상연구에서는 다양한 재료를 이용하고 있어 이 연구들의 결과를 모두 인삼의 효능으로 인정해야 하는지에 대해서는 충분한 검토가 이루어져야 할 것이다.

지금까지의 인삼의 모든 연구를 다 소개하는 것은 쉽지 않아 여기

에서는 가장 많이 보고되고 있는 생리활성 연구를 중심으로 간략하게 정리하여 소개한다.

뇌기능 증강작용

인삼의 기억력 및 학습 능력 증강작용과 관련하여 다양한 모델 동물에서 연구가 진행되었다. Scopolamine, 전기적 자극, 알코올 투여로 유도한 기억력 감퇴와 운동 통합기능의 저하를 유발시킨 모델 동물에서 인삼은 기억력 증강, 기억학습 증진효과, 운동신경 장애현상을 개선시키는 효과가 있었다고 보고하였다. 인삼이 기억과 치매에 관여하는 콜린 신경계에 영향을 미친다는 것이다. 인삼의 사포닌 중에서는 ginsenoside Rg1과 Rb1에 대해 연구를 했으며 이 사포닌들은 아세린 콜린의 합성 전구체인 콜린의 흡수 및 대사를 촉진하는 효과가 있어 기억학습을 증가시키는 것으로 추정하고 있다. 그러나 최근 홍삼의 생물전환사포닌인 ginsenoside Rh2가 흰쥐의 뇌허혈을 개선하는 효과와 함께 NMDA 수용체에도 영향을 미쳤다고 보고하고 있다. Lee 등은 흰쥐의 뇌해마조직 절편을 이용한 *in vitro* 실험계에서 ginsenoside Rb1이 β-amyloid에 의해 유도되는 acetylcholine의 분비억제를 농도의존적으로 증가시켜 항건망증 효과를 나타냈다고 밝혔다. 동물실험을 통해서 인삼 성분인 베타아밀로이드 펩타이드의 축척이 억제되는 것과 함께 뇌허혈 모델 동물에서도 인삼 함유성분이 유효한 것으로 밝혀져 앞으로 임상연구가 더 진행되어야 하겠지만, 인삼은 인지기능의 저하와 함께 정신 증상을 개선할 수 있음이 밝혀졌다. 인삼이 뇌기능 증강작용을 나타내는 것은 밝혀졌으며 그 후보 성분으로는 ginsenoside Rh1, Rh2, compound K 등이 유효한 것으로 밝혀지고 있다.

항당뇨 작용

Lei는 alloxan으로 고혈당을 유도한 개, Bao 등은 alloxan으로 유도한 고혈당 쥐, Yokozawa 등, 문 등, 정 등은 streptozotoxin으로 고혈당을 유도한 쥐에서 당뇨병증 개선, 단백질 합성 촉진, 혈당 및 혈중 BUN 개선 효과가 있었다고 보고하고 있다. Yokozawa 등은 인삼 성분 중에서는 ginsenoside Rh2가 혈당강화가 가장 우수했다고 보고했다. 그러나 Kimura 등은 사포닌 성분외에 인삼 다당체 성분이 혈당강하, 인슐린 분비, 생합성 촉진, 당불내성의 개선 및 당대사 촉진, 지방합성 촉진효과 등이 있었다고 보고했다. 그 외 db/db 생쥐를 이용한 실험에서도 인삼, 홍삼이 혈당 강하효과와 혈중 당화헤모글로빈(HbAc1)의 수치를 유의성있게 개선시켰다고 보고했다. Elma 등은 ginsenoside Rg1이 뇌와 간의 세포막에서 인슐린에 대한 친화성 및 수용체의 증가를 유도했다고 보고했다. 이와 같이 인삼은 혈당을 강하시키고 당뇨병으로 인한 대사장해 개선, 인슐린 분비를 촉진하는 것으로 밝혀지고 있다.

간손상 보호효과

Oura 등은 인삼을 투여한 흰쥐의 간으로부터 단백질 합성이 촉진되는 것을 발견하고 활성 분획을 분리하였으나 활성성분은 분리하지 못했다. 그럼에도 불구하고 인삼의 간장 보호효과에 대해서는 많이 연구되어 왔다. 특히 사염화탄소로 간손상을 일으킨 모델 동물에서 인삼의 간 보호효과는 우수한 것으로 밝혀졌고, 인삼의 대표적인 성분인 ginsenoside Rb1, Rb2, Re, Rg1에 대해 간 보호효과를 실험한 결과 역시 모두 간보호효과가 있었다. 저자의 연구실에서 이 인삼사포닌들을 직접 생쥐의 복강 내로 주사한 결과 효과를 나타내지 못했다. 그러나 이 인삼 사포닌들을 경구투여하거나 이 성분의 장내세균 대사체인 ginsenoside Rh2, compound K는 복강투여 또는 경구투여 하였을 때 모두 우수한 간손상 보호효과를 나타냈다. 세포배양계에서 실험한 경우에도 장내세균 대사체 만이 우수한 간세포 보호효과를 나타냈다.

또한 많은 연구자들은 인삼 또는 홍삼의 알코올 해독 및 숙취에 대한 효과를 측정 인삼이 alcohol dehydrogenase 활성 증가와 acetaldehyde의 혈중 소거에 효과가 있었다고 보고하고 있으나 활성 성분의 분리는 없었다. 이와 같이 타 사포닌 함유 생약들과는 달리 인삼은 간 손상을 보호할 수 있다는 것이 입증된 셈이다.

위궤양 치료효과

인삼엑스의 위궤양 치료효과는 정 등에 의해서 연구되었다. 초산에 의해 유도한 위궤양을 인삼엑스를 사용하여 유의적으로 치료하였고, 정 등은 활성 성분을 추적하여 인삼사포닌 중에서 ginsenoside Rb1이 우수한 위궤양 치료효과가 있다고 보고하였다. 많은 경우 위궤양은 헬리코박터파이로리에 의해서 더욱 악화되고 심지어는 위암까지 발생하는 것으로 알려졌다. 저자 등은 인삼은 헬리코박터파이로리의 성장을 억제하는 효과가 있으며 인삼 중에서는 protopanxatriol, protopanaxadiol, panaxydol 등이 효과가 있음은 밝혔고 인삼의 다당체와 protopanaxadiol 등은 헬리코박터파이로리의 감염을 억제하는 효과도 있음을 밝혔다.

 고지혈증 및 동맥경화 치료효과

남, 강 등, 정, 오 등, 손 등이 콜레스테롤 식이로 유도한 고지혈증 흰쥐에서 인삼의 혈중 콜레스테롤에 미치는 영향을 측정한 결과 혈중 콜레스테롤의 저하효과 및 간장 중의 콜레스테롤의 저하효과가 있었다고 보고하였다. 그러나 인지질에는 영향을 주지못했다. 지금까지의 연구 결과를 종합하면 인삼은 고콜레스테롤을 유의적으로 억제할 수는 있으나 인지질 및 triglyceride(TG)에는 영향을 주지 못하며, 오히려 혈중 TG는 증가시키는 효과가 있었다는 연구 발표도 있었다.

또한 인삼의 혈압에 미치는 효과, 즉 혈관확장작용과 혈관이완작용에 대해서는 많은 논란이 있지만 이 연구들의 대부분은 인삼을 복강주사 하여 실험한 경우가 대부분이라 이 결과를 인삼의 효능으로 판정하기에는 아직 이르다. 그러나 임상 실험에서 경구투여하여 실험한 결과는 혈압을 낮추는 결과가 더 많다. 앞으로 더 많은 연구가 진행되어야 인삼의 혈압에 미치는 영향을 완전히 밝힐 수 있을 것이다.

항스트레스 및 항피로작용

사람은 스트레스가 가해지면 뇌의 시상하부에서 부신피질자극 호르몬의 분비를 증가시켜 부신피질에서 스테로이드의 분비로 인해 유해자극에 대한 반응이 조절된다. 자극이 계속되면 부신피질의 비대, 생장속도와 체중의 감소, 면역세포의 저항력 감소 등이 초래된다. 1948년 Brekhman이 인삼은 비정상의 신체적 조건을 비특이적으로 정상화 시켜주며 이러한 작용을 아답토겐 효과라고 주장했다.

그 후 Saito 등은 인삼은 생쥐를 이용한 강제 수영실험에서 수영시간 연장 효과와 함께 운동능력의 향상, 피로회복 촉진작용을 나타냈다고 밝혔다. 이후 Takagi 등은 인삼 성분 중 항피로 효과를 나타내는 성분은 ginsenoside Rg1과 지용성 분획이라고 보고하였다. 이 외에도 생물학적, 화학적, 물리적으로 실험동물에 스트레스를 유발시켜 인삼의 항스트레스 효과를 관찰한 결과도 역시 우수한 결과를 보고하고 있다.

항염작용 및 항알러지작용

인삼은 마크로파지의 cyclooxygenase(COX)-2의 발현을 억제하고 prostaglandin E2의 생합성을 억제하는 효과와 함께 유도형 NO 합성효소(iNOS)의 활성을 억제하여 NO의 생합성을 억제하는 효과가 있었다. 이러한 효과는 인삼 사포닌들이 이 효소들을 직접 저해하기 보다는 NF-kB 등의 전사인자을 조절하는 양식으로 prostaglandin E2와 NO의 생합성을 억제하였다. 이와 같은 효과가 가장 강한 사포닌은 compound K, ginsenoside Rh1, Rh2였다. 인삼의 항염증 효과는 페놀성 물질에 의한 효과도 있겠지만 사포닌들에 의해 나타나는 것이 주된 효과로 추정된다.

인삼이 항히스타민 효과를 나타낸다는 보고가 있었으나 인삼의 항알러지 효과에 대해서는 최근에야 저자 등에 의해 연구가 진행되었다. 인삼은 IgE에 의해 야기되는 수동형 피부 아나필락시스을 억제하는 효과가 있었다. 그러나 이 인삼사포닌들은 histamine 등의 수용체에는 직접 작용하지 않는 것으로 밝혀졌다. 인삼, 홍삼은 모두 급성, 만성피부염 모델에서도 인삼 및 인삼사포닌이 유효한 효과를 나타냈다. 인삼의 사포닌 중 가장 유효한 사포닌 역시 compound K, ginsenoside Rh1, Rh2였다. 그러므로 인삼은 아토피질환과 같은 알러지와 염증성 질환에 널리 응용할 수 있을 것이다.

신경계에 미치는 작용

초산 등의 통증 유발 물질로 유도하여 진통실험을 한 결과 인삼엑스 뿐만 아니라 인삼사포닌이 우수한 진통효과를 보였다. 사포닌 중에서는 ginsenoside Rf가 가장 우수한 결과를 보였고 그 외에도 ginsenoside Re 등이 효과를 보였다. 특히 이 사포닌 외에 compound K, ginsenoside Rh2도 진통효과를 보였다. 이 사포닌들의 항통증효과는 몰핀보다는 약하나 아미노피린과 동등한 정도의 진통효과를 보였다. 인삼은 저용량에서 중추신경계를 흥분시키는 작용이 있고, 고용량에서는 진정시키는 작용이 있다고 보고하고 있으나 아직 이 연구들은 인삼엑스 또는 인삼사포닌을 뇌내, 복강, 국소 부위에 주사하여 실험한 결과여서 경구투여 했을 때도 같은 결과가 얻어질지에 대해서는 의문점이 있다. 그러므로 이에 대한 결과는 앞으로 진행되는 연구결과를 기다려 보아야 할 것이다.

그 외에도 인삼엑스는 신경전달물질인 생체 아민의 대사에 관여하고 있어 기억력, 학습 능력 등에 영향을 줄 수 있다고 보고하고 있다.

항암 및 면역기능조절작용

인삼의 효능 연구는 가장 많은 부분이 항암과 관련하여 연구되었으며, 항암 성분으로서는 알려진 것은 사포닌 성분과 다당체(poly-saccharide)이다.

첫째는 사포닌과 관련한 항암효과로 주로 DNA 손상을 보호하는 효과와 관련하여 손상된 유전자의 복구에 관련된 효소를 활성화시켜 주는 경우와 실험동물에 발암물질을 투여한 경우 암세포의 침윤을 억제하는 효과에 기인한다고 보고하고 있다. 이러한 효과는 주로 인삼사포닌에 기인한 것이며, 특히 홍삼 중에 ginsenoside Rg3, Rg5 등이 효과가 있었다고 보고하였다.

둘째는 항염증효과에 기인한 항암효과이다. 인삼과 인삼사포닌은 성장인자, 발암물질 등에 의해서 유도되는 COX-2의 발현을 억제하는 효과가 있다. 특히 protopanxatriol, ginsenoside Rg3, compound K 등은 NF-kB 전사인자를 억제하여 COX-2의 발현을 억제하여 항염증 효과를 발휘한다. 더 나아가서 iNOS의 발현도 억제한다. 이러한 항염증 효과는 항암효과로 이어지게 된다.

셋째는 항산화 효과에 기인되는 경우이다. 인삼은 항산화 효과를 나타낸다. 그러나 인삼사포닌 자체는 항산화 효과가 없고 인삼사포닌을 투여한 경우 항산화 효과를 유도하는 것으로 밝혀져 직접적으로 항산화 효과에 의한 항암효과라기 보다는 항산화를 유도하는 기전에 의한 것으로 밝혀지고 있다.

에이팝토시스(자기자멸기전)는 면역세포 또는 세포의 신호 기전 등에 의해 일어난다. 암세포에 에이팝토시스 기전을 활성화 시킨다면 암세포 자신을 사멸시켜 자살 시킬 수 있으므로 암세포를 조절할 수 있는 이상적인 조절제라고 할 수 있다. 이러한 활성이 우수한 인삼사포닌으로는 홍삼의 대사체인 ginsenoside Rh2, 백삼과 수삼의 대사체인 compound K 등이 있으며 이 사포닌들은 cytochrome c에 의

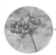
해 활성화 되는 caspase 3 및 caspase 8의 활성화에 의해서 에이팝토시스가 일어나는 것으로 밝혀졌다. 그 외에도 많은 연구가 현재 활발하게 진행 중에 있다.

암세포의 이동, 침투, 전이는 chemokine과 신경전달물질에 의해 조절된다. 인삼의 이런 암전이 효과에 대해 보고된 성분으로는 ginsenoside Rg3, compound K 등이 알려져 있다. 이 성분들은 대장암 세포, melanoma 세포 등의 전이를 잘 억제하였으며, 이러한 효과는 생쥐의 암세포 이식에 따른 사망률도 유의적으로 저하시켰다.

인삼의 면역 증강효과는 사포닌보다는 인삼다당체, 특히 산성다당체의 효과가 가장 우수한 것으로 밝혀졌다. 이 효과는 NK 세포와 Tc 세포 등 면역세포들을 활성화시켜 항암효과를 유도하는 것으로 알려져 있다.

지금까지 동물실험에서 밝혀진 인삼 또는 홍삼이 유효한 암질환에는 대장암, 소화기암, 간암, 신장암, 백혈병, melanoma, 난소암, 전립선암, 폐암 등이 있다. 이 외에도 방사선 등과 같은 발암물질에 대한 인삼의 효능도 계속하여 밝혀지고 있다.

갱년기 장해개선 및 골다공증 치료 효과

인삼이 갱년기질환에 유효함을 알고 오래전부터 이에 대한 연구를 진행해오고 있다. 이 등은 인삼이 식물성 여성호르몬상 작용이 있음을 보고하였다. 더 나아가 인삼 중 활성 성분을 추적하여 인삼

사포닌이 효과가 있음을 밝혔고 인삼사포닌 중 ginsenoside Rh1, ginsenoside Rb1 등이 효과 있다고 보고하였다. 저자 등도 인삼이 갱년기 질환과 골다공증에 유효하며 이 효과는 인삼사포닌 대사체에 기인한다는 것을 밝혔고, 장내세균 대사체 중 ginsenoside Rh1 등이 여성호르몬상 작용이 있음을 밝혔다.

항산화작용 및 노화억제작용

생체에서 생성되는 활성산소와 프리라디칼들은 조직을 손상시켜 염증, 발암, 자기면역질환, 동맥경화, 뇌질환 등의 발병의 원인이 되고 있다. 또한 생체 내 지질의 과산화가 증가할수록 노화가 촉진되는 것으로 알려져 있다. 한 등은 인삼 및 홍삼 추출물에 함유한 페놀성 물질들이 생체의 지질 과산화 억제효과가 있다고 보고하였고, 박 등은 활성산소 소거효과가 있다고 보고하였다. 이 페놀성 물질 외에도 파낙시놀, 파낙시돌 등이 사염화탄소로 유도한 간장 지질과산화물의 생성을 억제하는 것으로 밝혀졌다. Mei 등은 인삼 사포닌 성분은 혈관 내피세포의 산화적 손상방어효과가 있다고, Chun 등은 흰쥐의 심근에 생성되는 과산화지질의 양을 억제하는 효과가 있다고 보고하였다. 이러한 사포닌의 과산화 지질 생성을 억제하는 것은 항산화 반응의 초기단계인 superoxide radical 소거 효소인 superoxide dismutase 효소의 발현을 증가시키기 때문인 것으로 밝혀졌다. 이와 같은 연구를 기초로 하여 홍삼을 장기간 투여한 결과 생존율을 증가시키고 수명을 연장시키는 효과가 있었다고 보고하였다.

🦪 성기능 개선효과

Yamada 등은 인삼을 투여한 동물의 성행위에 미치는 영향을 측정한 결과 고려인삼을 투여한 숫컷은 인삼을 투여하지 않은 대조군에 비하여 교미의 명확성과 암컷을 추적하는 횟수가 증가한다고 보고하였다. Shida 등은 인삼엑스를 투여하지 않은 대조군에 비하여 정자수가 증가하였다고 보고하였다. Kimura 등과 Chen 등은 동물실험을 통하여 인삼(성분)의 성기능 개선효과에 대한 작용기전을 조사한 결과 혈관내피손상을 보호하고, 음경해면체 평활근을 이완시켜 성행동 장해가 개선되었음을 밝혔다.

인삼의 엑스를 흰쥐의 계관에 직접 도포하였을 때는 androgen 상 작용이 없었으나 경구투여 하였을 때는 효과를 나타냈다. 그래서 강 등은 인삼사포닌 대사체인 compound K를 흰쥐에 투여하여 정자의 생성에 미치는 영향을 조사하여 compound K가 정자수가 증가시키는 결과를 보고하였다. 이와 같이 인삼엑스의 정자 증가 현상은 인삼사포닌에 기인하는 것으로 밝혀졌다.

앞에서 보고한 것 외에도 최근에 많은 과학자들이 인삼의 약리작용에 대한 연구를 진행하여 다양한 생리활성이 있음을 밝히고 있다. 그 중에서 대표적인 생리활성을 인삼사포닌 별로 분리하여 표 6에 정리하였다.

표 6. 현재까지 보고된 인삼 ginsenoside들의 대표적인 약리작용

진세노시드의 종류	효능
ginsenoside Rb1	중추억제 및 정신안정, 중추성 섭식 억제, 공격성 행동 억제, 진통, 항경련, 항불안, 부신피질자극호르몬과 코티코스테론 분비 촉진, 콜레스테롤 생합성 촉진, 기억력 개선, 고콜레스테롤과 중성지방 및 유리지방산의 저하, 신경세포 생존 촉진, 간상해 보호, 골수세포의 DNA, RNA, 단백질 및 지질합성 촉진, 아세칠콜린 방출 촉진, 혈관 확장, 혈소판 응집 억제, 지질과산화 억제, 콜레스테롤 대사촉진, 항염증, 탐식기능활성화, 신장사구체 비대 억제.
ginsenoside Rb2	당 및 지방대사 촉진, 항당뇨작용, 질소대사 평형유지, 단백질 및 지질합성 촉진, 고콜레스테롤 저하 및 항동맥경화, 암독소 호르몬의 길항작용, 평활근세포 증식 억제, DNA, RNA, 부신피질자극호르몬 및 코티코스테론 분비 촉진, 스트레스성 식욕감퇴 개선, 종양혈관 신생 억제, 항산화활성물질 생성 촉진, 간조직의 ATP공급활성화, 면역조절, 콜레스테롤 대사 촉진, 간세포증식 및 DNA합성 촉진, 혈소판 응집 억제, 진통작용
ginsenoside Rc	간, 혈청콜레스테롤 및 RNA합성 촉진, 골수세포 DNA, RNA, 단백질 및 지질합성 촉진, 진통작용, 코티코스테론 분비 촉진, 프로스타사이클린 생합성 촉진, 신장사구체 비대 억제
ginsenoside Rd	부신피질자극호르몬 및 코티코스테론 분비 촉진, 신장사구체 비대 억제
ginsenoside Re	부신피질자극호르몬 및 코티코스테론 분비 촉진, 진통, 혈관 확장, 항 고온스트레스, 평활근 세포증식 억제, 골수세포 DNA, RNA, 단백질 및 지질합성 촉진, 간상해보호, 콜레스테롤 대사 촉진
ginsenoside Rg1	면역기능 증강, 혈소판 응집 억제, 항트롬빈, 선용활성화, 기억 및 학습기능 증진, 항피로, 항스트레스, 중추흥분, 혈관 확장, 항염증, 항신염 및 신혈류량 증대작용, 고온환경 및 내인성 발열물질 등 유해자극 방어작용, 스트레스성 성행동장해 개선, 신경세포 생존율 촉진, 간세포 증식과 DNA합성 촉진, 부신피질자극호르몬 분비촉진, 콜레스테롤 대사 촉진, 간장해 보호작용

ginsenoside Rh1	실험적 간상해 억제 작용, 종양세포 분화 촉진, 혈소판 응집 억제, 알러지 억제, 선용활성화작용
ginsenoside Rh2	암세포 증식 억제, 암세포 재분화 유도 촉진, 암세포 침윤 억제, 종양증식 억제작용, 항암제의 항암활성 증대작용, 알러지 억제
compound K	암세포 증식 억제, 암세포 재분화 유도 촉진, 암세포 침윤 억제, 종양증식 억제작용, 항암제의 항암활성 증대작용, 알러지 억제, 피부보호

❸ 임상연구를 통해서 밝혀진 인삼의 효능

인삼은 다른 한약, 기능성 식품보다도 많은 임상연구가 진행되었으며 여기에서는 그 중 일부분인 항암효과, 항당뇨, 고지혈증 등에 대해서만 정리하였다.

항암효과

인삼의 항암효과에 대한 연구는 세포배양실험 및 동물실험을 통해 다양하게 진행되어왔으며, 이를 통해 인삼은 암 발생을 억제하는 숙주의 방어력을 증강시키는 면역증강효과, 암세포 증식 억제효과와 암세포 전이 억제효과 등이 있음이 보고되어 왔다. 이러한 효과가 인삼을 복용하고 있는 사람들에게도 나타나고 있는지를 역학조사를 통해서 평가하였다. 인삼을 복용한 군과 복용하지 않은 군간에 암 발생 예방 효과를 측정한 결과에 의하면 폐암, 간암, 위암, 대장 및 직장암, 구강암, 난소암 등 대부분의 암이 통계학적으로 유의하게 감소되었으나, 유방암과 자궁경부암, 방광암과 갑상선암 등은 감소하지 않았다. 인삼은 T 세포의 수와 NK 세포 활성화 등 면역 증강 효과와 산화적 DNA 손상 및 단백 손상을 개선하여 암에 대해 예방 효과를 나타내는 것으로 밝혀졌다. 또한 인삼을 항암제와 병용하여 복용한 경우 항암제 단독투여에 비해 항암제에 의한 혈소판 수의 감소와 간 기능 저하 등의 부작용 발생이 억제되는 것이 인정되었고 부작용은 전혀 발생하지 않았다.

윤 등의 연구 : 10여 년 간에 걸친 인삼복용이 암 발생 예방에 효과가 있는지를 역학적 방법으로 조사하였다. 인삼 비복용자의 암 발생 위험도를 1.0으로 하였을 때 인삼 복용자는 그 위험비가 0.5 이하로 통계적으로 유의하게 감소하였고, 또한 암 발생 위험도는 인삼의 복용빈도와 복용기간이 증가할수록 감소하였다. 또한 비흡연자로서 인삼 복용자의 암 발생 위험비를 1.0으로 할 경우, 흡연자의 경우 폐암의 발생 위험비가 4.13으로 증가되는 반면, 인삼을 월 1회 또는 그 이상 복용하면 그 위험비가 1.99로 감소하고 구강 및 후두암은 4.41에서 2.36으로, 간암은 2.50에서 2.09로 감소한 결과를 보여 인삼복용이 흡연으로 인한 암 발생을 감소시키는 것으로 평가되었다. 실제 흡연자(15명)와 비흡연자(5명)를 대상으로 한 임상화학조사에서도 홍삼(1.8g/일, 4주간)을 포함한 항산화제 복용은 흡연에 의한 산화적 DNA 손상과 단백 손상의 생물학적 지표의 개선을 보여 주었다.

암 종류별로 유방암과 자궁경부암 그리고 방광암과 갑상선암을 제외한 폐암, 간암, 위암, 대장 및 직장암, 구강암, 난소암 등 대부분의 암이 통계학적으로 유의하게 그 위험비가 감소되었다. 인삼은 신체 전반적으로 암 예방효과를 나타내는 것으로 밝혀졌다.

Chang 등의 연구 : 산부인과 질환인 자궁근종 수술환자 120예 (홍삼군과 위약군 각각 60명)을 대상으로 홍삼군에는 홍삼의 사포닌분획을 하루에 0.23g(홍삼 7.5g)씩 3주간 투여하고 혈액 구성 요소에 미치는 영향을 조사하였다. 홍삼군은 위약군에 비해 혈색소 치, hematocrit 치, 혈청단백이 개선되었고 체중도 유의한 증가를 보였으나 부작용은 보이지 않았다.

서 등의 연구 : 소화기계 암 수술 후 항암제 투여 중인 환자 48명 (항암제 단독 투여군 28예, 항암제 및 홍삼 병용 투여군 20예)을 대상으로 한 임상연구에서 홍삼(하루 4.5~5.4g)을 6개월간 투여한 결과는 총 임파구수와 T 세포, NK 세포 등의 증가효과를 보여 소화기계 암 수술 후 면역기능 증진을 위한 보조치료요법제로서 홍삼이 유용성이 있음을 밝혔다. 최근에는 대장암에 대해서도 연구를 진행하여 비슷한 결과를 보고하였다.

Noh 등의 연구 : 항암제(cisplatin) 투여 중인 폐암, 위암, 자궁암 등의 암환자들을 대상으로 이들을 항암제 단독 및 홍삼 병용 투여군으로 나누어 임상연구를 진행하였다. 그 결과 홍삼(6.3g/일)을 7일간 항암제와 병용투여한 군에서 항암제 단독투여군에 비해 혈소판 수의 감소와 간 기능의 저하 등 항암제의 부작용을 완화시켜 주는 경향을 보였으나, 부작용은 전혀 관찰되지 않았다.

Scaglione 등의 연구 : 인삼의 면역기능 증강효과와 관련하여 건강인을 대상으로 한 이중맹검시험(위약 및 인삼투여군 각 20명)에서 인삼 추출물(하루 200mg)의 8주간 투여 시 위약군에 비해 $CD4^+$ T 세포와 NK 세포 등 세포성 면역기능의 증가효과가 관찰되었다.

🍈 항당뇨 효과

인삼의 당뇨병 유효성에 관한 임상연구는 혈당 조절과 합병증 개선 효과 등에 초점을 맞추어 연구되어 왔다. 인슐린 비의존성 당뇨병 환자들에게 인삼 또는 홍삼을 투여한 임상연구들의 결과에 의하면 대부분 강력하지는 않지만 혈당을 감소시켰으며, 혈당 조절 상태를 반영하는 혈청 당화헤모글로빈(HbAc1) 수치가 유의하게 개선되었다. 당뇨병으로 인해 발생하는 부작용인 당뇨병성 신경장애, 망막증 및 신증이 인삼 투여에 의해 유의적으로 개선되었다. 아울러 인삼의 투여는 당뇨 비만 환자들의 체중 증가를 억제하는 효과를 갖고 있음이 밝혀졌으며 타 의약품과 다르게 인삼 투여의 경우 환자가 행복감, 기분, 원기, 정신운동 수행능력에 좋은 개선효과를 보였다.

Vucksan 등의 연구 : 비만으로 인해 혈당조절 기능이 약해진 당뇨병 환자를 상대로 하루 6g씩의 고려인삼 분말을 석달 동안 먹

도록 한 결과 유의한 혈당강하효과와 인슐린에 대한 감수성이 개
선되었다.

Sotaniemi 등의 연구 : 인슐린 비의존성 당뇨병 환자(n=36)를
대상으로 인삼의 효과를 이중맹검시험법으로 조사하였다. 인삼 투
여군은 인삼 추출물을 하루 100mg(12명)과 200mg 투여군(12명)
으로 구분하고 8주간 투여하였다. 공복 시 혈당치는 위약군에 비해
인삼 투여군에서 유의하게 감소되었고, 24명 중 8명이 정상수준에
이르렀으나, 위약군에서는 12명 중 2명에 불과하여 두 군간에는 유
의차를 보였다. 인삼 200mg 투여용량에서 장기간 혈당조절 상태를
반영하는 혈청 당화혜모글로빈(HbA1) 수치도 유의하게 개선되었
다. 인삼 투여군과 위약 투여군의 환자의 상태를 비교한 결과 행복
감, 기분, 원기, 정신운동 수행능력 등이 개선되었으나 부작용은 없
었다.

Yoshita 등의 연구 : 당뇨병 환자(n=22)를 대상으로 고려홍삼
(하루 2.7g)을 4주간 투여하면서 이중맹검 교차시험법으로 조사하
였다. 고려홍삼 투여에 의해 피로감의 소실, 복부팽만감의 개선, 수
족의 저림 등이 개선되었다.

최 등의 연구 : 과(過)체중 인슐린 비의존성 당뇨병 환자(30명)
를 대상으로 경구 혈당강하제 단독투여군(15명)과 추가로 홍삼(하
루 4.5g)을 5개월간 투여한 홍삼군(15명)으로 나누어 조사하였다.
두 군 간에 혈중 지방 조성률은 유의한 차이를 보이지 않았으나 홍

삼군은 대조군에 비해 체중 증가율의 감소와 혈압이 유의하게 저하
되었고, 혈소판의 과응집반응이 유의하게 개선되었다.

 ## 항스트레스 효과

인삼은 생체의 저항력을 증가시켜 스트레스에 대해 저항성을 증
가시키는 효과가 있다. 특히 건강한 성인들의 운동부하스트레스와
한냉스트레스에 인삼을 투여하였을 때 심박수, 탄산가스 배출량, 환
경 적응능, 정신수행 능력이 개선되었다는 보고를 하고 있다. 이러
한 효과는 인삼의 대표적인 아답토겐 효과로 볼 수 있으며 인삼의
생리적 리듬의 교란을 개선할 수 있다는 것을 의미한다.

Brekhman의 연구 : 인삼은 유해한 자극에 의해 일어나는 스트
레스에 대해 특이적으로 생체저항력을 증가시켜 항스트레스 작용
을 나타내는 아답토겐 효과가 있었다. 근무환경이 좋지 않은 간호
사들의 스트레스, 건강한 성인들의 운동부하스트레스와 한냉스트
레스에 인삼을 투여한 경우 심박수, 탄산가스 배출량, 정서 및 적응
능, 정신수행 능력이 개선되었으며, 생리적 리듬의 교란을 개선할
수 있었다.

Fulder의 연구 : 생리적 리듬의 교란으로 스트레스 상태에 있는
야간근무 간호사들(20명)을 대상으로 한 이중맹검시험에서 인삼 투
여(3일간)가 정신수행 능력의 개선과 정서 및 적응성을 회복시키고
스트레스로 증가된 혈당을 회복시키는 효과를 보였다.

Kaneko 등의 연구 : 건강한 성인 남자(21~47세)를 대상으로 인삼 추출물(200mg/일)과 위약을 6주간 섭취시키고 treadmill 운동부하시험을 실시하였다. 그 결과 산소 소비량, 혈 중 젖산함량, 탄산가스 생성량, 심박수가 인삼군이 위약군에 비해 유의하게 감소 되었다. 역시 건강한 성인(24명)을 대상으로 고려홍삼(4.5g/1회) 을 투여하고, 그 전후 treadmill 운동부하시험을 시행한 결과에서 도 홍삼투여군은 대조군에 비해 심박수의 증가와 혈압상승이 억제 되고 심근의 산소 소비가 개선됨이 관찰되었다. 또한 위약대조 임 상시험에서도 고려홍삼투여(4.5g/1회)는 한랭스트레스에 의한 내 구시간의 연장과 생리적 기능(혈압과 심박수의 증가 등)의 교란을 방어해주는 효과를 보였다.

항바이러스 효과

인삼이 HIV 감염자의 사망률에 미치는 효과와 감기나 인플루엔 자에 의한 생체 저항력에 인삼이 미치는 임상연구를 실시하였다. 인 삼은 감기나 인플루엔자에 대한 생체 저항력을 증가시키는 면역력 증가 효과가 있음이 밝혀졌다. 이와 함께 HIV 감염환자에서도 면역 세포의 증가와 함께 HIV 감염자의 AIDS 발병이 억제되었다는 보 고가 있어 인삼은 생체의 면역계를 활성화시켜 항바이러스 효과를 나타내는 것으로 밝혀졌다.

Scaglione 등의 연구 : 인삼의 감기와 인플루엔자에 대한 감염예 방효과가 보고되었다. 동일하게 인플루엔자 백신 주사를 받은 피험자를 대상으로 인삼 추출물(하루 100mg)을 12주간 투여한 결과 인플루엔자 발생률은 위약군이 37%에 비해 인삼군은 13%로 유의하게 저하되었다. 또한 홍삼을 2개월간 복용한 인삼군(14명)과 위약군(15명)에 대한 인플루엔자 감기 증후군의 이환율을 조사한 결과 위약군이 73.3%인데 비해 인삼군이 28.6%로 현저히 낮았다.

조 등의 연구 : HIV 감염자의 면역기능에 미치는 홍삼복용(하루 5.4g씩, 6개월 이상)의 장기 추적 조사에서 홍삼의 장기복용은 $CD4^+$ T 세포의 감소 억제와 아울러 AIDS 치료약인 AZT(Zidovudine)와 홍삼 병용 시 AZT의 장기 복용에 의한 내성유전자의 발생을 유의하게 감소시켜주는 효과를 보였다. 또한 홍삼을 장기 복용한 AIDS 환자의 암 발생률(5% : 1/20)이 비복용군(25% : 7/28)에 비해 유의하게 감소됨을 보고하였다.

🫧 인지기능 개선 효과

최근 노인성 치매증(Alzheimer's disease) 환자의 뇌 부위에 β-amyloid 펩타이드들의 축적이 치매증 환자에서 보여지는 기억력 감퇴에 주요한 역할을 하고 있으며, 이 β-amyloid 펩타이드들에 의한 기저 전뇌 콜린신경계에 있는 신경회로에 이상이 발생하는 것으로 밝혀졌다. 인삼은 임상에서 이중맹검시험을 통해서도 노인의 인지력 향상, 기억력 증진 뿐만 아니라 신경세포 보호 효과도 있음이 보고되었다. 특히 노인성 치매증 환자의 뇌부위에 β-amyloid 펩타이드들이 축적되어 기억력이 감퇴된다는 것이 밝혀졌다. 인삼은 인지기능의 저하와 함께 정신 증상을 개선할 수 있다는 것이 밝혀졌다.

Sorensen과 Sonne의 연구와 Kennedy의 연구 : 이중맹검시험법에 의한 임상적용시험에서 인삼 추출물은 인지기능을 개선하는 긍정적 효과를 보였다.

Cui 등의 연구 : 여성 갱년기 장해증상에 대한 인삼 추출물의 효과 연구과정에서 설문지에 의한 자각증상효과 판정 결과 인삼군(n=193명)이 위약군(n=191)에 비해 전반적으로 장해증상의 호전을 보였고, 우울증 등이 유의적 개선 효과를 보였다.

Dorling 등의 연구 : 정신신체적 장애에 대한 인삼의 효능 연구에서 인삼 추출물(하루 200mg)을 12주간 투여한 결과 수면행동과 기억력이 개선되었다.

운동수행능력 증진 효과

인삼의 육체적 수행력(physical performance)에 미치는 임상시험들은 주로 건강한 성인을 대상으로 많이 수행되어 왔다. 인삼의 많은 동물시험결과들은 운동수행능력을 개선시키는 효과를 보여주었으며, 임상적용시험에서 연구자에 따라 상반된 연구 결과도 있지만 대부분 긍정적 효과를 보고하고 있다. 인삼은 운동선수들을 대상으로 실험한 결과 항산화작용 등에 의한 항피로 효과, 심폐기능 개선효과 등이 있고, 근육통증과 현기증을 완화시키는 등의 격렬한 운

동에서 오는 피로를 회복하는 효과가 우수한 것으로 밝혀졌다. 병
중이나 병후회복 중인 환자들에게 임상 실험한 결과에서도 정신적
육체적 피로증상을 개선하는 효과가 우수한 것으로 밝혀졌다.

인삼의 운동 후 피로회복촉진과 지구력 증강 등의 긍정적 효과가
있고, 도핑물질 목록에 포함되어 있지 않아, 스포츠 의학계에서 인
삼섭취의 유용성에 대한 관심이 모아지고 있다.

Fouad 등의 연구 : 운동선수(20명)를 대상으로 한 육체적 수행
능력에 미치는 인삼의 효능 평가에서 인삼 추출물(하루 200mg-인
삼근 1g의 상당)을 9주간 투여한 결과 격렬한 운동 후 생기는 혈중
젖산 축적량의 감소, 근육통증과 현기증의 완화 및 피로회복 효과가
투여하지 않는 군에 비해 우수했다.

Brekhman의 연구 : 구 소련(블라디보스토크)에서 실시된 100
명의 청년을 대상(인삼군과 위약군)으로 한 3km 달리기시험에서
인삼군이 위약군에 비해 목표 지점 도달 시간이 평균 53초 단축되었
다고 하였다.

Carso 등의 연구 : 병 중이나 병후회복 기간 중 정신적 육체적 피
로증상을 호소하는 피험자를 대상(625명)으로 한 이중맹검시험에서
인삼엑스와 multivitamin을 복합한 캡슐제가 multivitamin 단독
보다 정신적 육체적 피로 개선 효과가 우수했다. 이와같이 인삼은 심
한 육체적 정신적 스트레스를 받고 있는 사람들의 삶의 질 개선에 더
효과적이었다.

고지질 개선 효과

고혈압, 동맥경화증, 혈전증 등은 혈중 고지질 변화와 밀접한 관계가 있어 인삼의 동맥경화증 등에 대한 효능을 평가하기 위해 인삼의 지질대사 또는 혈중 지질량에 미치는 효과에 대한 연구가 진행되어 왔다. 인삼 투여에 의해 혈중 HDL 콜레스테롤의 유의한 증가와 동맥경화지수가 감소되었고, 중성지질은 감소되었다. 이와 함께 현기증, 수족냉증, 피로함, 두통 등도 개선되는 효과를 나타냈다. 임상에서 인삼의 혈소판 응집억제효과를 측정한 결과 인삼 투여가 ADP, epinephrine, collagen 등의 혈소판 응집 유도물질에 의한 혈소판 응집이 유의하게 억제되었다고 보고하고 있어 혈전증에도 유효할 것으로 밝혀졌다.

Nakanishi 등의 연구 : 건강한 성인 31명을 대상으로 홍삼분말과 위약 각각 3g을 1회 경구투여하고 지질대사 및 혈소판 응집능에 미치는 영향을 비교하였다. 투여 전후에 채혈하여 혈중 지질변화를 측정한 결과는 홍삼 투여군에서 HDL 콜레스테롤의 증가, β-lipoprotein의 저하와 동맥경화지수의 개선이 인정되었다. 혈소판 응집 측정 결과 홍삼 투여군에서 ADP, epinephrine, collagen 혈소판 응집 유도제에 의한 혈소판 응집이 유의하게 억제되었다.

Yamamoto 등의 연구 : 고지혈증 환자와 정상인을 대상으로 고려홍삼 분말을 1일 4.5g(3회 분복)씩 7일 동안 투여하고 혈청 지질

변화를 측정하였다. 홍삼 투여 후 HDL 콜레스테롤의 유의한 증가
와 동맥경화지수가 감소되었다.

Jin 등의 연구 : 79명의 고지혈증 환자(평균연령 56±10.6)로서
총 콜레스테롤(TC)과 중성지질(TG) 수치가 각각 230㎖/㎗,
140mg/㎗ 이상, HDL 콜레스테롤이 45mg/㎗ 이하의 환자를 대상
으로 홍삼의 효과를 조사하였다. 고려홍삼 분말을 1일 3g(3회 분
복)씩 2개월간 투여하고 투여 전과 후에 혈중 지질의 변화를 조사한
결과, TC와 TG는 투여 전에 비해 각각 12.3%, 13.9% 유의성 있게
저하되었고, HDL 콜레스테롤은 투여 전에 비해 21.9%의 유의적
증가를 보였으며, LDL 콜레스테롤은 감소하였다.

Yamamoto 등의 연구 : 비만, 고지혈증, 고혈압, 혈전증 등으로
진단된 동맥경화성 질환 환자 23명을 대상으로 홍삼 투여 효과를 조
사하였다. 홍삼(하루 2.7g)을 4주간 투여한 결과 HDL 콜레스테롤
의 증가, β-lipoprotein의 저하와 동맥경화지수가 개선되었다. 자
각증상인 현기증, 수족냉증, 전반증상, 어깨 뻐근함, 피로감 등에서
유의한 개선효과가 인정되었다.

Kaneko 등의 연구 : 뇌동맥경화증으로 진단된 60세 전후의 환자
40명을 홍삼투여군(20명)과 위약군(20명)으로 나누어 각각의 효과
를 비교하였다. 혈청 지질의 변화를 조사한 결과 홍삼(하루 2.7g)을
8주간 투여한 홍삼 투여군의 경우 총지질, 중성지질의 저하와 HDL
콜레스테롤의 증가경향 및 동맥경화지수의 개선 경향이 보였다.

🧠 성기능 장애

인삼은 보기약 중에서 강정제 목적으로도 사용되어 왔으며, 특히 성기능 장애나 불임증 치료를 위해 사용되는 약물로 이용되어 왔다. 현재 중국에서는 약전에 인삼이 발기부전(impotence) 치료제로 수재되어 있다. 인삼을 심인성 발기부전을 호소하는 환자, 가벼운 혈관성 발기부전 환자들에게 투여한 결과 성생활 만족도, 성교의 횟수, 성욕, 발기 및 사정에서 인삼 투여군이 향상되었으나 모두 만족하지는 못하였다. 기질적 동반질환을 가진 발기부전증 환자들에게 인삼은 유의적으로 발기부전도 개선되었고 남성호르몬의 경우도 일부 환자에서는 정상치에 근접하는 정도로 개선되었다. 또한 인삼을 다양한 환자와 정상인에게 투여한 경우 인삼 투여 3개월 후에 정자 수가 환자에서 유의적으로 증가하였다. 인삼이 오랫동안 강정제로 사용되어 온 것에 대해 실험적으로 뒷받침 했을 뿐만 아니라 실제적으로 임상에서 응용할 수 있음을 의미하는 것이다.

최 등의 연구 : 심인성 발기부전을 호소하는 환자 90명(9명은 경도의 혈관성 발기부전)을 위약군과 대조약물군(terazodone 투여), 홍삼군으로 각각 30명씩 구분하여 홍삼군은 홍삼정(하루 1,800mg)을, 대조약물군은 terazodone(25mg/일)을, 위약군은 위약(옥수수 전분)을 각각 3개월간 투여하고 효과를 비교하였다. 설문지에 의한 주관적 평가에서 전반적 치료효과는 위약군과 대조약물군이 각각 30%인데 비해 홍삼 투여군은 60%로 유의성 있는 치

료효과를 보였으나, 호르몬과 AVS penogram의 패턴에 유의한 변화는 보이지 않았다.

백 등의 연구 : 가벼운 혈관성 발기부전 환자(26명)를 대상으로 무작위 이중맹검 대조연구를 실시하였다. 홍삼 투여군(13명)과 위약 투여군(13명)으로 구분하며 홍삼투여군은 홍삼분말(하루 2.7g)을 3개월간 복용시키고 위약 투여군과 그 효과를 비교하였다. 성기능의 주관적 평가인 설문을 통한 판정 지표의 변화를 조사한 결과, 홍삼군의 총 점수가 시험 전 25.7±7.8에서 투여 후 34.1±4.4로 유의하게 증가하였다. 성생활 만족도, 성교의 횟수, 성욕, 발기 및 사정의 세부항목은 홍삼군이 위약군에 비해 증가 경향이었으나, 발기에 대한 항목은 경계적인 유의성을 보였다.

최 등의 연구 : 한국인을 포함한 중국인과 싱가포르인의 발기부전 환자를 대상으로 위약대조연구를 통해 고려홍삼의 효과를 평가하였다. 홍삼군에는 고려홍삼 분말 캡슐(1.8g/일)을, 위약군에는 옥수수 전분 캡슐을 각각 3개월간 복용시켰다. 복용 후 설문에 의한 주관적 유효성 평가 결과, 전체적으로 성기능의 개선효과가 있다고 응답한 비율은 위약군의 25.9%에 비해 홍삼군은 70.2%로 유의한 개선효과의 차이를 보였다. 남성호르몬(testosterone)의 변화는 치료 전 낮은 수치를 보인 6명의 환자에서 약제투여 3개월 후에는 정상 수치 범위로 증가되었다. 한편 홍삼을 복용한 환자 6명을 대상으로 Rigiscan을 이용한 시청각 자극에 의한 발기검사를 시행한 결과

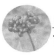
4명에서 70% 이상의 정상 음경의 강직도가 관찰되었고, 6명 중 5명에서 치료 전과 비교하여 강직도가 증가되었다. 부작용은 홍삼 투여군 37명 중 2명에서 변비, 2명에서 소화불량이 나타났으나, 위약군 27명 중 3명에서도 소화불량이 관찰되었다.

Salvati 등의 연구 : 정상인을 포함한 남성불임증 환자의 내분비계와 생식기관에 인삼이 어떤 영향을 미치는지를 조사하였다. 실험대상은 원인 불명의 정자결핍증 환자군 30명(27~36세), 특발성의 정맥류(靜脈瘤)를 가진 정자결핍증 환자군 16명(31~45세) 그리고 정자의 운동성과 정자 수가 정상적인 30~40세의 지원자 20명을 정상 대조군으로 나누었다. 모든 피험자들은 인삼 추출물을 3개월 동안 하루에 4g씩 복용하였다. 각 군의 정자 수(106/ml)는 인삼 투여 전에 비해 인삼 투여 3개월 후에 모든 군에서 역시 유의하게 증가하였으며 환자군에서 정자 증가가 현저하였다. 혈장의 총 테스토스테론 수치(mg/ml)도 모두 증가하였다.

7. 인삼은 얼마나 먹는 것이 좋을까?

인삼은 우리나라, 일본, 중국의 약전에 수재(收載)되어 있고 용량은 일반적으로 하루 1.5~10g이다. 독삼탕과 같은 경우 많게는 30g까지도 처방하고 있으며 탕액, 환제, 산제로 복용한다. 그러나 현재 우리나라에서 대부분의 인삼제품은 식품위생법에 의해 식품(건강기능식품)으로 분류되어 유통되고 있으며, 효능효과 표시는 원기회복, 면역조절, 항산화 효과에 한정하여 표시가 가능하다.

중국의 약전에 복용량은 하루 3~9g로 되어 있으며 일본의 약국방(藥局方)에 의하면 복용량은 대인 기준 10g을 물 약 600㎖에 끓여 식전 또는 식간에 3회 나누어 복용토록 되어 있고, 한방처방용 약의 배합제로 사용할 경우에는 1일 최대 6g(분말은 3g)으로 되어 있다.

1991년 독일에서는 생약제품의 평가에서 *Panax ginseng* C.A. Meyer를 기원식물로 하는 인삼의 경험적 효능의 역사성과 그동안의 과학성에 근거하여 인삼의 강장약으로서의 사용을 허가하여 사용하고 있으며 용량은 하루 1~2g으로 하고 있다. 또한 프랑스의 경우 식품으로 1일 복용기준은 진세노사이드 20mg(인삼 약 1g) 이상을 초과할 수 없도록 규정하고 있다. 반면에 미국에서는 인삼제품이 식품으로의 분류되어 복용량은 제조자의 추천 복용량에 따르고 있다.

8. 인삼은 안전한가?

일반적으로 인삼은 한방적으로 무독하고 장기복용이 가능한 상약으로 알려져 왔다. 그럼에도 불구하고 인삼은 과연 안전한가를 확인하기 위해 많은 연구를 진행해왔다. 먼저 흰쥐과 생쥐를 이용한 급성독성 실험에서는 치사율이 체중 kg 당 5g 이상이어서 측정되지 않았다(실험을 할 수 있는 최대 용량이 5g 임). 그 외에 최기형 독성시험이나 생식독성시험 그리고 돌연변이성 시험 등을 실시하여도 이상이 보이지 않았고, 일반적으로 설취류에 대해 진세노사이드 50~100mg/kg(체중 kg 당 사포닌 5% 함유 인삼 추출물의 1~2g에 상당량)을 투여한 실험에서도 부작용은 관찰되지 않았다.

사람에게 적용한 임상실험에서도 안전성이 있는 것으로 평가되었다. 순수 인삼 분말이나 그 제품을 이용한 그동안의 임상실험결과를 보면 심각한 부작용이 발견되지 않았으며, 일반적인 추천용량에서는 유의한 부작용은 거의 없는 것으로 평가되었다.

인삼의 부작용과 관련해서는 1979년 Siegel이 처음으로 문제를 제기하였다. 그는 인삼 제품의 과량 복용(1회 평균 3g 혹은 하루 15g이상)에 의한 사례들로부터 부작용을 수집하여 고혈압, 신경질,

불면, 피부발진, 아침 설사 등을 일으킬 수 있음을 보고하였다. 그러나 이 보고서에는 복용된 인삼 제품이 *Panax ginseng*인지 Siberian ginseng인지 등에 대한 것을 기술하고 있지 않았을 뿐만 아니라 복용된 제품 중에는 인삼 외에 타 성분이 함유된 제품을 포함하고 있어 인삼 부작용에 대한 문제를 제기했지만 신뢰성이 없는 것으로 생각하고 있다.

Ryu 등은 인후염 치료를 위해 진통해열제인 아세트아미노펜(acetaminophen) 복용 후 피로회복을 위해 인삼(인삼근 25g 상당량의 알코올 추출물)을 복용한 후 심한 두통과 구토 증상을 보인 여성에게서 출혈성 뇌막염을 관찰하고 이는 인삼의 과량복용과 관련성이 있을 수 있음을 보고하였다. 이 외에도 인삼을 장기간(3년) 복용한 사람에게서 고혈압, 현기증 등이 생겼다는 보고도 있고, 인후염 치료를 위해 항생제와 아스피린을 복용하고 인삼을 복용한 사람에게서 Stevens Johnson syndrome(SJS)의 발생 가능성을 보고한 예도 있다.

그러나 진생이라는 상품명을 사용하는 생약제제들이 많아 이러한 제품을 인삼제품으로 오인하여 인삼 부작용으로 보고된 사례가 많다. 예를 들면, Koren 등은 인삼을 다량 복용한 캐나다 여성이 출산한 신생 남아의 남성화 현상을 보고하였지만 캐나다 보건성의 Awang 등은 이때 복용된 제품은 인삼과 전혀 다른 식물종인 일명 Siberian ginseng(가시오가피)이라고 보고하였다.

1988년 서울 올림픽에서도 도핑검사 결과 인삼제품을 섭취했다고 한 선수 중에서 인삼성분이 아닌 타 생약 성분(예 도핑성분인

pseudoephedrine)이 검출된 사례도 있다. 이러한 결과는 인삼제품에 타 생약의 오염 가능성이 있음을 시사하고 있다.

또한 해외 시장에서는 인삼(*Panax ginseng*)의 명성을 모방하여 인삼과 전혀 다른 식물종인데도 인삼(ginseng)이란 명칭을 붙여 판매하는 경우가 있어 인삼제품으로 오인되고 있다. 그 예로서 Siberian ginseng(*Eleutherococcus senticosus*), Brazilian ginseng(*Pfaffia paniculata*), Indian ginseng(*Trichopus zeylnicus*) 등이 있으므로 인삼을 잘 확인하고 구입해야 인삼을 안심하고 복용할 수 있고 인삼의 진정한 효과를 기대할 수 있을 것이다.

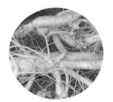

9. 인삼 제품은 어떤 종류가 있나?

 인삼의 원료

우리나라에서는 대체로 인삼을 자연에서 채취한 산삼, 산에 종자를 뿌려서 장시간 천연 재배한 산양삼, 재배한 인삼, 산삼을 인공배양 하여 만든 산삼 배양근 등이 인삼원료로 생산하고 있다.

 인삼의 가공 방법에 따른 인삼 제품

인삼을 수확하여 그대도 사용하는 수삼, 수삼을 그대로 또는 거피하여 건조한 백삼, 수삼을 98~100℃에서 쪄서 건조한 홍삼, 가압조건(약 120℃)에서 쪄서 만든 선삼, 구워서 만든 흑삼, 인삼을 발효시켜 만든 발효인삼, 홍삼을 발효시켜 만든 발효홍삼 등이 개발되어 사용되고 있다(표 7).

표 7. 인삼의 종류에 따른 대표적인 함유 사포닌 종류

인삼의 종류	대표적인 함유 사포닌	특이 사포닌의 함유 순
수삼	ginsenoside Ra, Rb1, Rb2, Rc, Rd, Re, Rg1 등	ginsenoside Rb1 > ginsenoside Rg1 > ginsenoside Re compound K,와 ginsenoside h2는 함유하고 있지 않음
백삼	ginsenoside Ra, Rb1, Rb2, Rc, Rd, Re, Rg1 등	ginsenoside Rb1 > ginsenoside Rg1 > ginsenoside Re compound K,와 ginsenoside Rh2는 함유하고 있지 않음
홍삼	ginsenoside Rg3, Rb1, Re, Rg1, Rd, Rh1, Rh2 등	ginsenoside Rg3 > ginsenoside Rg1 >> ginsenoside Rh2
선삼	ginsenoside Rg5, Rg3, Rg1, Rk1	ginsenoside Rg3 > ginsenoside Rg5 >> ginsenoside Rh2
흑삼	ginsenoside Rg5, Rg3, Rg1, Rk1	ginsenoside Rg3 > ginsenoside Rg5 >> ginsenoside Rh2
발효인삼	ginsenoside Rd, F2, Rg1, Rh1, compound K 등	compound K > ginsenoside Rg1 >> ginsenoside Rb1, Rb2
발효홍삼	ginsenoside Rb1, Rb2, Rg1, Rg3, Rd, Rh2, Rg5, compound K 등	ginsenoside Rh2 > ginsenoside Rh1 >> ginsenoside Rh3 > compound K >> ginsenoside Rb1, Rb2

인삼의 가공된 형태에 따른 제품의 종류

인삼을 그대로 사용하는 원형삼(수삼, 백삼), 원형삼을 분말로 만든 산제 또는 분말제, 이를 추출하여 농축한 엑기스제(물로 추출한 엑스, 주정으로 추출한 엑스, 물함유 주정으로 추출한 엑스 등), 산제나 분말제를 복용하기 쉽도록 만든 과립제, 환제, 정제, 캡슐제(연질캡슐, 경질캡슐) 등 다양한 제제가 시판되고 있다.

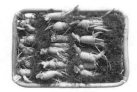

10. 인삼의 품질은 어떻게 관리하는가?

시중에 유통되는 인삼의 종류는 너무 많다. 따라서 소비자가 좋은 인삼을 선택한다는 것은 어려운 일이다.

인삼을 선택하는 첫 번째 기준은 늘 같은 향과 같은 맛을 나타내는 것이다. 그 이유는 적어도 인삼이 같은 맛과 향을 갖기 위해서는 품질관리를 하지 않으면 안 되기 때문이다. 이와같은 제품은 제품 간에 약효의 차이를 나타낼 가능성이 적다. 인삼이 천연물(한약)로서 약효를 확보하기 위해서는 항상 일정한 유효성분을 갖춰야 하며, 그러기 위해서는 품질표준화가 매우 중요하다.

최근 미국 및 유럽시장에 유통되는 인삼제품의 품질 검사 결과에 의하면 인삼의 지표성분(진세노사이드)이 거의 없거나 함량 차이가 극히 심한 경우가 많았다고 보고하고 있다. 제품에 따라서는 유기합성 잔류물질과 중금속의 오염 등이 보고된 사례도 있다.

인삼제품에 대해 유효성분인 사포닌을 영국, 미국 등 11개국에서 분석한 결과에 의하면 $1.9 \sim 9.0\%(W/W)$였고, 6개 제품에서는 검출되지도 않았다. 스웨덴 시장에서 판매되는 인삼제품 조사(17개 제품)에서도 ginsenosides 함량분포는 캡슐 또는 정제 하나에 $2.1 \sim 13.3mg$이었다. 최근 미국에서 판매되는 25개 제품 성분조사에서 제품간 ginsenosides(7종) 함량변이가 매우 컷다(15~30배 차이). 최근 미국 소비자 보호원(Consumer Lab.) 분석결과에 에서도 22개 인삼제품(인삼 17, 미국삼 4, 혼합 1)에서 9개 제품만 기준을 통과하였고, 8개 제품은 유기합성물질의 오염(일부는 기준치의 20배 초과), 2개 제품은 중금속 초과, 7개 제품은 사포닌 함량 미달(2.0% 이하)로 보고되었다.

인삼은 재배지에 따라 인삼개체간과 인삼의 부위에 따라 사포닌의 총 함량과 종류의 차이가 많다. 그러므로 인삼제품의 약효를 확보하기 위해서는 균일화된 인삼제품을 만드는 품질표준화가 매우 중요하다. 지금까지 유럽에서 임상시험에 사용한 인삼은 거의 대부분 품질 표준화가 된 인삼 추출물인 G115 제품을 대상으로 하였고, 품질표준화한 제품이라는 것을 무기로 G115 제품은 매출액 면에서 세계 시장에서 앞서가고 있다.

요즘 들어서는 우리나라에서도 품질관리가 잘 된 인삼제품들이 많이 출시되고 있다. 이러한 제품이야 말로 표준화 된 인삼의 효능을 기대할 수 있을 것이다.

11. 내 몸에 맞는 인삼 제품을 선택하는 요령

인삼은 다른 식품과는 달리 값이 비싸고 제품에 따라 효능의 차이를 보일 수 있으므로 잘 선택하여 복용하는 것이 바람직하다. 그러므로 내 몸에 맞는 인삼을 선택하는 것은 인삼의 효능을 극대화할 수 있고 건강증진에 도움이 될 것이다. 내 몸에 맞는 인삼을 선택하기 위해서는 첫째 시중에 시판하고 있는 인삼제품들은 그 맛과 향, 형태, 효능이 각기 다르다는 것을 알아야 한다. 인삼의 효능을 기대하여 인삼제품을 고르려 한다면 가능한 한 타 성분을 함유하지 않거나 함유하더라도 타성분이 낮은 것을 선택하는 것이 좋다. 타 성분을 함유하고 있는 제품은 하루 복용해야 하는 제품의 양이 많아지고 인삼의 효능이 타 성분에 의해 없거나 너무 강해질 수 있기 때문이다. 그럼에도 불구하고 인삼을 처음 복용하는 초보자들은 인삼의 특유한 맛 때문에 쉽게 접근하지 못하는 경우가 많다. 그러므로 처음에는 복용하기 쉬운 것을 선택하고 익숙해짐에 따라 인삼 함량이 높은 제품으로 바꿔가는 것이 좋을 것이다.

백삼과 홍삼을 비교하면 백삼은 쓴맛이 강하고 홍삼은 단맛이 강하다. 그러나 인삼 특유의 활성성분으로 알려진 사포닌의 함량은 백삼이 더 높다. 그래서 현재 건강식품으로 알려진 요구르트에 인삼을 넣어 발효시켜 약리활성을 높인 인삼제품들이 나오고 있다. 이 제품은 인삼 특유의 맛이 거의 없어 초보자가 선택하기에 좋을 것 같다.

둘째로, 인삼의 효능을 고려하여 제품을 선택해야 한다. 인삼 특유의 사포닌에 의한 효능을 기대하는 경우와 폴리사카라이드에 기대하는 경우에 따라 제품의 선택이 달라지기 때문이다. KT & G 제품인 정관장은 홍삼을 물로 추출한 제제이므로 탄수화물(폴리사카라이드)의 추출률이 높지만 사포닌 함량은 상대적으로 낮다. 그러나 60~70% 주정으로 추출하는 제품 등(예 구안산업의 홍삼 농축액 클래식, 홍삼나라에서 생산하는 홍삼엑스 등)은 인삼 특유성분인 사포닌의 함량이 상대적으로 높고 탄수화물 함량은 낮다. 그러므로 정관장 제품은 약간 단맛이 있지만 타 제품은 정관장 제품에 비해 맛이 약간 쓰다.

셋째로, 인삼제품 외에 어떤 성분을 함유하고 있는지를 고려해야 한다. 예를 들면, 인삼 제품 중에는 덱스트로스(포도당)를 함유한 제품도 있고, 난소화성 올리고당을 함유한 경우도 있다. 이들은 모두 탄수화물이지만 효능이 각기 다르다. 포도당은 당뇨병 환자의 경우는 선택 시 고려해야 하는 부형제 성분이고, 난소화성 올리고당은 흡수가 쉽지 않지만 장내환경 개선 효과 등의 긍정적인 면을 갖고 있어 중요한 선택사항인 셈이다.

넷째로, 제형도 고려해야 한다. 정제, 캡슐제는 모두 그 특징이 다르다. 정제든 캡슐제든 부형성분도 고려하고 부형제의 함량도 고려해야 한다. 보기 좋은 것이 늘 건강에 좋은 것만은 아니다. 얼마 전 생약 연질캡슐제를 접하게 되었다. 이 연질캡슐에는 생약추출물(약물)을 쉽게 충진하기 위해 대두유나 포도씨유를 유화제로 사용하고 있었으나 생각보다 많은 양을 넣고 있었다. 이 유화제들은 건강에 좋은 것들이 대부분이긴 하지만 인삼 연질캡슐제 제조과정에서 사용된다면 인삼의 함량을 낮추게 되고 인삼에서 기대하는 효과는 나타나지 않고 새로운 효과가 나타날 수 있으므로 잘 선택해야 한다. 그러므로 인삼 함량이 얼마나 되는지, 효능을 충분히 나타낼 만큼 함유하고 있는지에 대해 검토를 해봐야 한다. 또 정제나 캡슐제를 만드는 것은 쉽게 복용할 수 있도록 하지만, 가능한 한 부형제의 함량이 낮은 제품을 선택하는 것이 좋다.

다섯째로, 인삼제품에 원하는 약리효능 성분이 충분히 함유하고 있는지를 고려해야 한다. 인삼제품들은 목적에 따라 추출하거나 가공하여 다양하게 추출하고 있다. 예를 들면, 선삼으로 시판되는 인삼제제는 120℃ 정도의 온도에서 처리하여 ginsenoside Rg5 등의 성분을 강화시킨 데 비해 발효인삼의 경우에는 compound K 등의 성분을 강화시켰고, 발효홍삼의 경우에는 ginsenoside Rh2 등의 성분을 강화시킨 것이다. 이 인삼사포닌들은 각기 다른 약리효능을 갖고 있다고 발표되고 있기 때문에 내가 지금 원하는 인삼제품에 어떤 약리활성을 기대하고 있지를 잘 생각해봐야 한다.

여섯째로, 사람에 따라 인삼사포닌을 대사시키는 능력이 다르므로 여러 가지 인삼을 소량씩 구입하여 복용한 후 사용자가 직접 체험하고 가장 좋았던 인삼을 선택하는 것이 바람직하다. 즉 인삼 사포닌으로부터 compound K와 같은 인삼 활성체를 복용하지 않아도 인삼 활성체를 잘 만들 수 있는 사람은 일반적인 인삼제제를 구입하여 복용하면 좋다. 이런 제품은 쉽게 구입이 가능하고 값도 저렴한 편이다. 그러나 인삼 활성체를 만들 수 없는 사람은 인삼 활성체로 전환된 제품(발효홍삼 등)을 구입하여 사용하는 것을 추천한다. 그런 인삼을 복용하면 인삼 활성체를 만들 수 있는 사람과 동일한 효과를 기대할 수 있기 때문이다.

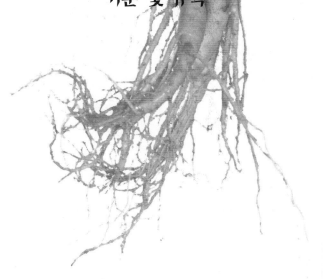

부 록

건강기능식품으로서의 인삼(홍삼)제품의

기준 및 규격

건강기능식품으로서의 인삼(홍삼)제품의 기준 및 규격

건강기능식품에 관한 법률 제14조제1항의 규정(식품의약품안전청 공고 제2004-16호)에 의거 인삼제품, 홍삼제품 및 인삼(홍삼) 차류의 건강기능 식품의 기준 및 규격을 간단히 요약하였다.

1 인삼제품

1) 적용범위

이 기준 및 규격은 인삼이 주원료이고 인삼의 섭취가 목적인 건강기능식품에 적용한다.

2) 건강기능식품 유형의 정의

(1) 인삼농축액

인삼(태극삼 포함)근(오가피과 인삼속 식물의 지하부를 말한다, 100%)으로부터 물이나 주정 또는 물과 주정을 혼합한 용매로 추출하여 여과한 가용성인삼성분을 그대로 농축한 것을 말한다.

(2) 인삼농축액분말

인삼농축액을 그대로 분말화한 것을 말한다.

(3) 인삼분말

인삼근(100%)을 건조하여 분말화한 것을 말한다.

(4) 인삼성분함유제품

인삼농축액, 인삼농축액분말, 인삼분말 또는 가용성인삼성분을 주원료〔가용성인삼성분(인삼사포닌 80mg/g을 기준으로 할 때) 10.0% 이상〕로 하여 제조·가공한 것을 말한다.

3) 제조기준

(1) 원료 인삼근은 4년근 이상의 것으로 춘미삼, 묘삼, 삼피, 인삼박은 사용할 수 없으며, 병삼인 경우에는 병든 부분을 제거하고 사용할 수 있다.

(2) 가용성 인삼성분의 추출용매는 물, 주정 또는 물과 주정의 혼합 용매만을 사용하여야 한다.

(3) 기능성분 또는 지표성분의 함량

① 인삼농축액 – 최종제품의 인삼성분의 함량이 80.0mg/g 이상

② 인삼농축액분말 – 최종제품의 인삼성분의 함량이 120.0mg/g 이상

③ 인삼분말 – 최종제품의 인삼성분의 함량이 20.0mg/g 이상

④ 인삼성분함유제품 – 최종제품의 인삼성분의 함량이 8.0mg/g 이상

4) 규격

(1) 성상 : 고유의 색택과 향미를 가지며, 이미·이취가 없어야 한다.

(2) 인삼성분 함량(mg/g) : 표시량 이상

(3) 인삼성분 확인 : 진세노사이드(Ginsenoside) Rb1, Rf 및 Rg1

(4) 고형분(%) : 60.0 이상(인삼농축액)

(5) 수분(%)

① 인삼농축액분말 : 8.0 이하

② 인삼분말 : 9.0 이하

(6) 캐러멜색소 : 불검출

(7) 물불용성침전물 : 3.0% 이하

(8) 입도(%) : 100메쉬의 체를 통과한 양이 85.0 이상(인삼분말)

(9) 세균수

① 인삼농축액, 인삼농축액분말, 인삼성분함유제품(액상제품에 한함) :
  1g당 100 이하

② 인삼분말 : 1g당 50,000 이하

(10) 대장균군 : 음성

(11) 잔류농약 : 인삼분말, 인삼농축액, 인삼농축액분말에 한한다. 인삼
분말은 아래 기준을 적용하며, 인삼농축액과 인삼농축액분말은 아래 기준의
200%를 적용한다).

① 다이아지논(Diazinon)(mg/kg) : 0.1 이하

② 디디티(DDT)(mg/kg) : 0.1 이하

③ 메타락실(Metalaxyl)(mg/kg) : 1.0 이하

④ 비에치씨(BHC)(mg/kg) : 0.2 이하

⑤ 알드린 및 디엘드린(Aldrin & Dieldrin)(mg/kg) : 0.01 이하

⑥ 엔도설판(Endosulfan)(mg/kg) : 0.2 이하

⑦ 엔드린(Endrin)(mg/kg) : 0.01 이하

⑧ 카벤다짐(Carbendazim과 그 잔류물 포함)(mg/kg) : 0.5이하

⑨ 캡탄(Captan)(mg/kg) : 2.0 이하

⑩ 퀸토젠(Quintozene)(mg/kg) : 1.0 이하

⑪ 파라치온(Parathion)(mg/kg) : 0.1 이하

⑫ 델타메스린(Deltamethrin)(mg/kg) : 0.02 이하

⑬ 디에토펜카브(Diethofencarb)(mg/kg) : 0.5 이하

⑭ 디페노코나졸(Difenoconazole)(mg/kg) : 0.2 이하

⑮ 싸이퍼메쓰린(Cypermethrin)(mg/kg) : 0.1 이하

⑯ 아족시스트로빈(Azoxystrobin)(mg/kg) : 0.5 이하

⑰ 토릴플루아니드(Tolylfluanid)(mg/kg) : 0.3 이하

⑱ 톨크로포스메칠(Tolclofos-methyl)(mg/kg) : 1.0 이하

⑲ 이민옥타딘(Iminoctadine)(mg/kg) : 0.1 이하

⑳ 피리메타닐(Pyrimethanil)(mg/kg) : 0.3 이하

㉑ 메탐-소디움(Metam-sodium)(mg/kg) : 0.05이하

㉒ 펜헥사미드(Fenhexamid)(mg/kg) : 0.5이하

5) 시험방법

(1) 인삼성분 함량

검체 1~2g을 정밀히 달아 삼각플라스크에 넣고 물 60㎖에 녹여 분액깔때기에 옮기고 에테르 60㎖로 씻은 다음 물층을 물포화 부탄올 60㎖로 3회 추출한다.

추출액을 모두 합쳐서 물 50㎖로 씻는다. 물포화 부탄올층을 미리 항량으로 한 농축플라스크에 옮겨 감압 농축한 후 105℃에서 20분간 건조하고, 다시 데시케이타에서 30분간 식혀 무게를 달아 다음 식에 따라 인삼성분(조사포닌)의 양을 구한다.

$$\text{인삼성분 함량(mg/g)} = \frac{A-B}{S}$$

A : 물포화 부탄올층을 농축 건조한 후의 플라스크의 무게(mg)

B : 항량으로 한 빈 플라스크의 무게(mg)

S : 검체의 채취량(g)

다만, 인삼성분과 유사한 성분의 혼입을 확인하기 위해서는 무게를 단 후의 농축액을 메탄올에 녹여 다음과 같은 조건으로 측정한다.

(고속액체크로마토그래피의 측정조건 예)

칼럼-탄수화물 분석용

용매-아세토니트릴-물-부탄올(80-20-15)

검출기-RI

(2) 인삼성분 확인

① 시험

검체 약 10~50g을 달아 300 ㎖의 공전 플라스크에 넣고, 70%의 에탄올 100 ㎖를 가하여 환류냉각기를 붙여 수욕 중에서 가열 추출한 다음 여과하여 감압 농축한다. 농축액을 물에 녹여서 에테르로 추출하여 불순물을 제거하고, 물층을 물포화 부탄올로 추출하여 감압 농축한 다음, 소량의 메탄올에 녹여 시험용액으로 한다.

시험용액 및 표준용액을 미리 110℃에서 15분간 건조하고 실온에서 30분간 식힌 실리카겔판에 찍어 전개용매로 전개한 후, 10% 황산용액 또는 50% 황산에탄올용액을 분무하여 110℃에서 10분간 가열하여 발색시키거나 전개시킨 다음, 실리카겔판을 110℃에서 건조하여 포화요오드 발색조에 넣어 발색시켜 나타난 색과 위치를 육안 또는 자외선(약 365nm)에서 배합비율에 따른 기준품과 비교 확인한다.

② 전개용매

㉮ 클로로포름-메탄올-물(65-35-10)

㉯ 1-부탄올-초산-물(4-1-5)

㉰ 1-부탄올-에틸아세테이트-물(5-1-4)

(3) 고형분

대한약전의 일반시험법의 일반성분시험법의 수분에 따라 시험하고 100에서 수분(%)을 감하여 고형분으로 한다.

(4) 수분

대한약전의 일반시험법의 일반성분시험법의 수분에 따라 시험한다.

(5) 캐러멜 색소

① 시약

㉮ 펙틴용액 : 펙틴 1 g을 물 75 ㎖에 녹인 다음 에탄올 25 ㎖를 가하여 전량을 100 ㎖로 한다. 사용시에는 흔들어 사용한다.

㉯ 페닐히드라진용액 : 2, 4-디니트로페닐히드라진 1 g을 황산 7.5 ㎖에 녹이고 에탄올을 가하여 75 ㎖가 되게 한다.

② 시험

검체 약 5 g을 물에 녹여 여과한 여액 10 ㎖를 바브콕크림병(babcock cream bottle) 또는 원심분리관에 넣고 펙틴용액 1 ㎖를 가하여 섞은 후 염산 3~5방울을 넣어 잘 섞고 에탄올 50 ㎖정도로 채워 원심분리한 후 상징액을 버린다.

침전물은 물 10 ㎖에 녹여 염산 및 에탄올로 위와 같은 조작을 에탄올층의 색깔이 없어질 때까지 반복한다.

이 젤라틴성 잔류물을 끓는 물 10 ㎖에 녹여 갈색이 되면 2,4-디니트로페닐히드라진용액 1 ㎖를 넣고 잘 섞어 수욕중에서 30분간 가열한다. 이때 침전물이 발생하면 캐러멜색소가 있는 것으로 한다.

(6) 물불용성침전물

검체 1g을 정밀히 달아 물 10 ㎖에 녹인 후 미리 건조하여 함량으로 한 원심분리관에 옮기고, 검액을 씻은 액을 합하여 15 ㎖로 한다. 3,000rpm으로 15분간 원심분리하고 상징액을 버리고 다시 물을 넣어 위와 같은 조작을 3회 반복한 후 원심분리관을 105℃에서 2시간 건조하고 데시케이타에서 방냉한 후 칭량한다. 물불용성 침전물의 함량은 다음 식에 따라 구한다.

$$물불용성침전물(\%) = \frac{W_1 - W_0}{S} \times 100$$

W0 : 항량이 된 원심분리관의 무게(g)

W1 : 원심분리후 원심분리관과 침전물의 무게(g)

S : 검체의 채취량(g)

(7) 입도

검체 5 g을 정밀히 달아 표준체에 넣고 체 진탕기로 5분간 흔든 후 체를 통과한 양을 다음 식에 따라 계산한다.

$$입도(\%) = \frac{A}{S} \times 100$$

A : 체 통과량의 무게(g)

S : 검체의 무게(g)

(8) 세균수

대한약전의 일반시험법의 미생물시험법의 세균수(일반세균수)에 따라 시험한다.

(9) 대장균군

대한약전의 일반시험법의 미생물시험법의 대장균군에 따라 시험한다.

(10) 잔류농약

대한약전의 일반시험법의 인삼제품 중 농약잔류시험법에 따라 시험한다.

6) 기능성내용

(1) 원기회복, 면역력증진, 자양강장에 도움

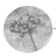
❷ 홍삼제품

1) 적용범위

이 기준 및 규격은 홍삼이 주원료이고 홍삼의 섭취가 목적인 건강기능식품에 적용한다.

2) 건강기능식품유형의 정의

(1) 홍삼농축액 – 수삼을 증기 또는 기타의 방법으로 쪄서 익혀 말린 홍삼으로부터 물이나 주정 또는 물과 주정을 혼합한 용매로 추출여과한 가용성홍삼성분을 그대로 농축한 것을 말한다.

(2) 홍삼농축액분말 – 홍삼농축액을 그대로 분말화한 것을 말한다.

(3) 홍삼분말 – 홍삼(100%)을 분말화한 것을 말한다.

(4) 홍삼성분함유제품 – 홍삼농축액, 홍삼농축액분말, 홍삼분말 또는 가용성홍삼성분을 주원료〔가용성홍삼성분(홍삼사포닌 70mg/g을 기준으로 할 때)으로서 10.0% 이상〕로 하여 제조한 것을 말한다.

3) 제조기준

(1) 원료 홍삼은 인삼산업법에 적합한 것이어야 한다.

(2) 가용성 홍삼성분의 추출용매는 물, 주정, 또는 물과 주정의 혼합 용매만을 사용하여야 한다.

(3) 홍삼농축액의 제조공정 중 착색료를 사용하여서는 아니된다.

(4) 기능성분 또는 지표성분의 함량

① 홍삼농축액 – 최종제품의 홍삼성분의 함량이 70.0 mg/g 이상

② 홍삼농축액분말 – 최종제품의 홍삼성분의 함량이 105.0 mg/g 이상

③ 홍삼분말 – 최종제품의 홍삼성분의 함량이 20.0 mg/g 이상

④ 홍삼성분함유제품 - 최종제품의 홍삼성분의 함량이 7.0 mg/g 이상

4) 규격

(1) 성상 : 고유의 색택과 향미를 가지며, 이미·이취가 없어야 한다.

(2) 홍삼성분 함량(mg/g) : 표시량 이상

(3) 홍삼성분 확인 : 진세노사이드(Ginsenoside) Rb1, Rf 및 Rg1

(4) 고형분(%) : 60.0 이상(홍삼농축액)

(5) 수분(%)

① 홍삼농축액분말 : 7.0 이하

② 홍삼분말 : 8.0 이하

(6) 캐러멜색소 : 불검출(홍삼농축액, 홍삼농축액분말)

(7) 물불용성침전물(%) : 2.0 이하(홍삼농축액)

(8) 입도(%) : 100메쉬의 체를 통과한 양이 85.0 이상(홍삼분말)

(9) 세균수

① 홍삼농축액, 홍삼농축액분말, 홍삼성분함유제품(액상제품에 한함) : 1 g당 100이하

② 홍삼분말 : 1 g당 50,000이하

(10) 대장균군 : 음성

(11) 잔류농약 : 홍삼분말, 홍삼농축액, 홍삼농축액분말에 한한다. 홍삼분말은 인삼분말의 기준을 적용하며, 홍삼농축액과 홍삼농축액분말은 인삼농축액과 인삼농축액분말 기준에 이를 적용한다.

5) 시험방법

(1) 홍삼성분 함량

검체 약 7.0 g을 100 ㎖의 농축플라스크에 취하고 감압농축 건고한 후 물포화부탄올 50 ㎖를 가하여 환류 냉각기를 붙여 수욕중에서 70~80℃로 약

1시간 가열 추출한 다음 냉각한 후 여과하고 잔류물에 대하여 같은 조작을 계속 2회 반복한다. 여지는 물포화부탄올 10 ㎖로 세척하고 여액 및 세액을 합하여 250 ㎖ 분액 깔때기에 넣고 물 20 ㎖로 잘 진탕시켜 수세한다.

물포화부탄올추출액 전액을 미리 항량으로 한 농축플라스크에 옮겨 수욕중에서 감압농축하여 부탄올을 제거한 다음 그 잔류물에 에테르 50 ㎖를 넣고 환류냉각기를 붙여 수욕중에서 36℃로 30분간 가열하여 탈지시킨 후 에테르를 제거한다.

잔류물은 105℃에서 20분간 건조하고 다시 데시케이타에서 30분간 식혀 무게를 달아 다음 식에 따라 홍삼성분(조사포닌)의 양을 구한다.

$$홍삼성분(mg/g) = \frac{A-B}{S}$$

A : 물포화부탄올층을 농축 건조한 후의 플라스크의 무게(mg)

B : 항량으로 한 빈 플라스크의 무게(mg)

S : 검체의 채취량(g)

(2) 홍삼성분 확인시험

① 박층크로마토그래피

검체 0.3 g에 메탄올 5 ㎖를 가해 수욕중에서 진탕 혼합하면서 5분간 가온 냉각 후 여과하여 시험용액으로 한다. 시험용액과 표준용액을 미리 110℃에서 15분간 건조하고 실온에서 30분간 식힌 실리카겔판에 찍어 전개용매로 전개한 후 10% 황산용액 또는 50% 황산 에탄올용액을 분무하여 110℃에서 5~10분간 가열하여 발색시켜 나타난 색과 위치를 육안 또는 자외선(약 365 nm)에서 배합비율에 따른 기준품과 비교 확인한다.

(전개용매)

　㉮ 클로로포름-메탄올-물(65-35-10(하층 사용))

　㉯ 1-부탄올-에틸아세테이트-물(5-1-4(상층 사용))

② 고속액체크로마토그래피

홍삼성분 방법으로 조제된 부탄올 엑기스를 메탄올에 약 5% 용액이 되도록 녹인 후 고속액체크로마토그래피를 행하여 배합비율에 따른 기준품과 비교 확인한다.

(고속액체크로마토그래피 측정조건 예)

칼럼 - 탄수화물 분석용

용매 - ㉮ 아세토니트릴-물-부탄올(80-20-10)

　　　㉯ 아세토니트릴-물(80-20)

검출기-RI

(3) 고형분, 수분, 캐러멜색소, 물불용성침전물, 입도, 세균수, 대장균군은 인삼제품의 시험법과 동일하다.

6) 기능성내용

(1) 원기회복, 면역력증진, 자양강장에 도움

❸ 인삼(홍삼)차류

1. 건강기능식품 중 인삼(홍삼) 제품의 범위

식품의약품안전청장이 고시한 건강기능식품기준및규격(식약청 고시 제2004-14호)에는 인삼(홍삼)제품의 유형으로 "인삼(홍삼)농축액", "인삼(홍삼)농축액분말", "인삼(홍삼)분말"과 이들 각각 또는 가용성인삼(홍삼)성분을 주원료[가용성인삼I(홍삼성분) 인삼사포닌 80.0 mg/g이거나 홍삼사포닌 70.0 mg/g을 기준으로 할 때) 10.0% 이상]로 하여 제조·가공한 "인삼(홍삼)성분함유제품"을 구분하고 있다.

따라서 식품공전 중 "인삼(홍삼)차", "인삼액상차 중 인삼정차", "홍삼액상차류 중 가용성홍삼성분사용제품"이 건강기능식품의 기준 및 규격에 적합한 경우 "인삼(홍삼)성분함유제품"으로 보아 건강기능식품에 관한 법령에 따라 제조·수입·판매하여야 한다.

2. 인삼(홍삼)차류의 제품명칭

건강기능식품의 표시기준 제6조 제2호의 규정에 의거 제품명은 건강기능식품의기준 및 규격에서 정하고 있는 식품유형이나 특성을 나타내는 명칭의 일부를 사용하도록 하고 있다.

따라서 인삼(홍삼)제품의 제품명칭은 ○○인삼(홍삼)농축액, ○○인삼(홍삼)농축액분말, ○○인삼(홍삼)분말, ○○인삼(홍삼)성분함유제품, ○○인삼성분으로 표시하여야 하며, 인삼(홍삼)차류의 경우 ○○인삼(홍삼)차, ○○인삼정차 등으로 표시할 수 있다.

3. 인삼(홍삼)차류 등 인삼(홍삼)제품의 관리

가용성인삼(홍삼)성분(인삼사포닌 80.0 mg/g기준, 홍삼사포닌 70.0

mg/g 기준)10.0%이상으로 제조·가공한 인삼(홍삼차, 인삼정차, 인삼(홍삼)성분함유제품은 건강기능식품에 관한 법령에 따라 관리되어야 하므로 상기 제품을 제조·수입·판매하고자 하는 영업자는 이 법에 의한 건강기능식품 제조업허가 및 품목제조신고, 건강기능식품수입업 또는 건강기능식품판매업 영업신고를 하여야 한다.

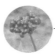
❹ 인삼 함유 전통 요리

 삼계탕

삼계탕은 일반적으로 흰살 닭을 이용해 삼계탕을 만들고 있으나 오골계로 만든 것을 더욱 귀하게 여긴다. 중국이나 우리나라에서는 오골계를 약용(藥用)이나 식용(食用)으로 많이 쓴다.

삼계탕의 맛은 고기와 함께 미리 준비한 국물에 준비한 삼계닭을 넣고 고기가 익을 정도로만 끓여 주면 국물은 국물대로 맛있고 살도 너무 무르지 않은 맛있는 삼계탕을 만들 수 있다. 이때 처음부터 불린 찹쌀을 국물에 두어 수저에 넣어 끓이면 더 맛있고 입에 착 붙는 국물을 얻을 수 있다.

1) 재료(3~4인 가족 기준)

영계 3마리, 수삼 4년생 3뿌리(머리부분은 잘라낸다), 밤 6개, 대추 6개, 통마늘 6개, 찹쌀 1/2컵, 소금, 후추, 실파 적당량, 닭육수 3ℓ(국물용 재료 – 닭발 15개나 중닭 1마리, 통마늘 3알, 생강 1쪽, 대추 3알, 물 4ℓ)

2) 만드는 법

① 삼계탕용 닭은 내장을 깨끗이 씻어 물기를 뺀 후 뱃속에 불린 찹쌀, 밤, 대추, 통마늘, 수삼 1뿌리를 넣고 한쪽 다리에 칼집을 넣어 남은 다리를 엇갈리게 끼워 찹쌀 등 소(속 재료)가 빠지지 않게 한다.

② 준비된 국물용 재료를 찬물부터 다 넣어 1시간 정도 푹 끓여 맛있는 국물을 낸다.

③ 냄비에 육수와 준비한 삼계탕을 넣고 고기와 뱃속의 찹쌀이 익도록 끓인다.

④ 익은 닭을 꺼내고 남은 국물에 불린 찹쌀 남은 것을 넣고 퍼지도록 끓여 국물을 낸다.

⑤ 완성된 국물에 영계를 넣고 다시 한번 어우러지도록 끓여 소금과 후추, 송송 썬 파를 곁들여 낸다.

인삼주

인삼주는 밀에 인삼을 섞어 누룩을 만들고 이 인삼누룩과 쌀, 미삼(尾蔘)과 물을 써서 밑술(starter)을 만든다. 여기에 고두밥, 미삼, 솔잎, 쑥을 섞어 발효시킨다. 제조기간은 약 100일 정도가 소요되며 잘 숙성시키면 향미가 뛰어난 좋은 술이 만들어진다.

우리나라 문헌에 인삼주가 처음 등장한 것은〈임원십육지(林園十六誌)〉로 찹쌀, 누룩, 물, 인삼으로 빚은 약술, 인삼을 가루내어 누룩, 찹쌀과 함께 일반적인 제법으로 빚거나, 인삼분말을 주머니에 넣어 술독에 담갔다가 끓여 마신다고 기록되어져 있다.

1) 재 료

누룩 9 kg, 미삼 2 kg, 현미 50 kg

① 누룩만들기 : 누룩을 만들 때 통밀 9 kg과 건조한 미삼 1 kg 을 분말로 하여 정제수 4~5홉을 부어 반죽한 뒤 이를 명주베에 싸고 누룩고리로 성형하여 그늘에서 건조시킨 뒤 약쑥을 깔고 그 위를 덮어서 20~25℃ 실온에서 3개월 정도 띄운 다음 표면에 노란 곰팡이가 피면 가마니에 담아서 냉암소에

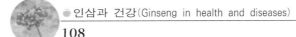
두었다가 술 빚기 4~5일 전에 분말로 하여 법제하여 쓴다.

② 밑술만들기 : 현미 고두밥 9 kg에 생미삼 1 kg을 섞는다. 누룩분말 3 kg, 양조용수 5 L를 함께 술독에 앉힌 뒤 잘 저어주고, 명주베 보자기를 덮어 3일간 발효시킨다.

③ 덧술만들기 : 현미찹쌀 90 kg을 세미하여 시루에 안치되, 솔잎 1kg을 시루떡 안치듯 켜켜로 하여 고두밥을 지어 식혔다가 여기에 생미삼 분말 5kg을 섞어 밑술과 혼합한다. 새 술독에 안쳐 양조용수 40 ℓ를 붓고, 밑술보다는 다소 낮은 18~22℃의 실내에서 15~20일간 1차 발효시키는데 이때는 삼베 보자기로 덮어둔다. 1차 발효가 끝난 뒤 항아리를 밀봉하여 다시 40일 가량 2차 발효를 시킨다. 채주를 하면 수율 35%의 녹황색의 약주를 얻을 수 있으며 체로 다시 걸러 저온에서 30일 정도 숙성시키면 약주가 된다.

참고문헌

국가약전위원회 편, 일본약국방해설서, 光川書店(東京) (2000)

국가약전위원회 편, 중화인민공화국 약전(1부), 화학공업출판사(북경), 6~7, 121 (2000)

김동현, 한방약물과 장내미생물, 신일상사 (1993)

김동현, 약과 건강, 도서출판 효일 (1995)

김동현, 장내세균총에 의한 의약품의 약효 발현, 파루마콘 21, 327~332 (1991)

김동현·한명주, 유산균에 의한 장내미생물효소의 저해, 약학회지, 39, 169~174 (1995)

金 子仁, 日本 醫事新報, No 3918, 61 (1999)

남기열, 최신고려인삼(성분과 효능편), 천일인쇄소, 56~153 (1996)

남기연, 고려인삼학회지 (2004)

남정식, 최신의학 4, 1213~1217 (1961)

남정식, 대한내과학회지 4, 231~235 (1961)

오진섭, 대한약리학회지 5, 23~29 (1969)

지형준·이상인 편저, 대한약전외 생약규격집(주해서), 한국메디칼인덱스사, 518~519
    (1988)

최영조, 서울의대잡지, 13, 1~6 (1972)

한국인삼사편찬위원회 편, 한국인삼사 증보판, 동일문화사, 서울 (2002)

Ako T, Kanaoka M, Kobashi K. Biol Pharm Bull 21, 245~249 (1998)

Allen JD. J Am Coll Nutr 17, 462~466 (1998)

Antonio C. Comp Biochem Physiol Part C 130, 369~377 (2001)

Awang VC. JAMA, 266, 363 (1991)

Bae EA, Park SY, Kim DH. Biol Pharm Bull 23, 1481~1485 (2000)

Bae EA Han MJ, Choo MK, Kim DH. Biol Pharm Bull 25, 58~63 (2002)

Bahrke M, Morgan WP. Sports Med 29, 113~133 (2000)

Beltz SD, Doering PL.Clin Pharm 12, 900~908 (1993)

Brekhman II, Dardymov IV. Ann Rev Pharmacol 69, 419~430 (1958)

Brekhman II. Lif Sci Physiol Pharmacol 8, 113 (1969)

Brekhman II, Dardymov IV. Ann Rev Pharmacol 9, 419~430 (1969)

Brekhman II. Proceedings of Ginseng, Symposium of Geronotology, Lugano, 5~ 19 (1976)

Carabin IG, Burdock GA, Chatzdakis C. Int J Toxicol 19, 2 93~301 (2000)

Carso MA. Drugs Exptl Clin Res 22, 323~329 (1996)

Chang YS. Korean J Ob Gyn. 21(4), 253~257 (1978)

Chen X, Lee T. Br J Pharmacol 115, 15~18 (1995)

Cho YK. J Korean Assoc Cancer Preven 1, 131~135 (1997)

Cho YK, Sung H, Lee HJ, Joo CH, Cho GJ. Int'l Immunopharmacology 1, 1295~ 1305 (2001)

Choi YD, Xin ZC, Choi HK. Int'l J Impotence Res 10, 37~43 (1998)

Choi HK, Seong DH, Rha KH. Int. J. Impotence Res 7, 181~186(1995)

Choi HK, Choi YD. Proceedings of '99 Korea Japan Ginseng Symposium 97~ 106 (1999)

Choo MK, Park EK, Han MJ, Kim DH. Planta Med 69, 518~522 (2003)

Cui JF, Garle M, Bjorkhem I, Eneroth P. Scan J Clin Invest 56, 151~160 (1996)

Cui J, Garle M, Eneroth P, Bjorkhem I. The Lancet 344, 134 (1994)

Dega R. The Lancet 347, 1344 (1996)

Deng JW, Guan YY, Kwan CY. Biochem Arch 6, 359~365 (1990)

Dorling E. Notabene Med 10, 245~246 (1980)

Drasar BS, Hill, MJ. Human intestinal flora. Academic press 54~71 (1974)

Engels H, Wirth JC. J Am Diet Assoc 97, 1110~1115 (1997)

Fulder SJ. Proc 3rd Int'l Ginseng Symp. 81 (1980)

Fouad AA. Alex J Pharm Sci 10, 219~236 (1996)

Gillis CN. Biochem Pharmacol 54, 1~8 (1997)

Han BH, Park MK, Han YN. Korean Biochem J 18, 337~340 (1985)

Harkey MR, Henderson GL. Am J Clin Nutr 73, 1101~1106 (2001)

Helms AH. Alternative Med Rev 9, 259~274 (2004)

Jin EY, Shi ZX, Ke YN, Huang LH, Yan XP, Wei YL, Jin M, Liu P, Yang LX, Lee

KS, Nam Ky, Kumagai A. The Ginseng Review 24, 104~106 (1998)

Jones BD, Runiks AM. J Clin Psychopharmacol 7, 201~202 (1987)

Joo CN. Korean J Ginseng Sci 16, 222~227 (1992)

Kaneko H. Linshio & Kenkyhu, 60(12), 170~176 (1983)

Kaneko H. Linshiou & Kenkyu 59, 137 (1984)

Kaneko H, Nakanishi K. Ther Res 17, 405~416 (1996)

Karikura,M: Chem Pharm Bull 39, 2357~2361 (1991)

Kennedy D, Scholey A, Wesne KA: Phytomed. 7(Suppl. II), 1058~1069 (2000)

Kim YS, Kim SI, Hahn DR. Korean J Ginseng Sci 20, 154~161 (1989)

Kim SW, Paick JS. Kor J Androl. 17, 23~28 (1999)

Kim HY, Chen X, Gillis CN. Biochem Biophysl Res Commun 189, 670~676 (1992)

Koren G. JAMA, 264, 28~66 (1990)

Lee HY, Pack JS, Lee SW. Korean J Urol. 29(6), 950~959 (1988)

Lee BM, Lee SK, Kim HS. Cancer Lett 132, 219~227 (1998)

Lee BH, Lee SJ, Hur JH. Planta Med 64, 500~503 (1998)

Lee TF, Shiao YJ, Chen CE, Wang LCH. Planta Med 67, 634~637 (2000).

Lee Y, Jin Y, Lim W. J Steroid Biochem Mol Biol 84, 463~468 (2003)

Lei HP, Wang CK. Chinese J Internal Med 5, 861 (1957)

Lim TS, Na K, Choi EM. J Med Food 7, 1~6 (2004)

Liu CX, Xiao PG J Ethnopharmcol 36, 27~38 (1992)

Mitusoka T. Intestinal microflora Manbashyoten press (1982)

Nam KY. J. Ginseng Res (2004)

Nah SY, McCleskey EW. J Ethanopharmacol 42, 45~51 (1994)

Nakanishi K. Linshio & Kenkyu, 57(9), 323~327 (1980)

No HT. The New Medical J 35(2), 40~46 (1992)

Nocerino E, Amato M, Izzo, AA: Fitoterapia 71, S1 5 (2000)

Oura H. Chem Pharm Bull 20, 980~984 (1972)

Park JA, Kim KW, Kim SI, Lee SK. Eur J Biochem 257, 242~248 (1998)

Park EK, Choo MK, Han MJ, Kim DH. Int Arch Allergy Immunol 133, 113~120 (2004)

Petkov VD. Konstantinova E. Petkov VV. Lazarova M. Petkov B. Acta Physiol Pharmacol Bulg 17. 17~26 (1991)

Phamacopoeia of the People's Republic of China(English ed. 1997) Volume 1. Compiled by the Pharmacopoeia Commission of PRC. Chemical Industry Press. Beijing. China. 151~153 (1997)

Ryu SJ. Chien YY. Neurology 45. 829~830 (1995)

Saito H. Yoshida Y. Takagi K. Jpn J Pharmacol 24. 119~127 (1974)

Salvati G. Genovesi G. Marcellini P. De Nuccio I. Pepe M. Re M. Panminerva Med 38. 249~254 (1996)

Scaglione F. Drugs Exptl Clin Res 22. 65~72 (1996)

Scaglione F. Ferrara F. Dugnani S. Santoro G. Frachini F. Drugs Exptr Clin Res 16(10). 537~542 (1990).

Shibata S. J Korean Med Sci 16. S28~37 (2001)

Shin JG. Park JW. Pyo JK. Kim MS. Chung MH. Korean J Ginseng Sci 14. 189~190 (1990)

Shin JY. Song JY. Yun YS. Immunopharmacol Immunotoxicol 24. 469~482 (2002)

Sigel RK. J Am Med Assoc 241(15). 1614~1615 (1979)

Sonnenborn U. Hansel A. Adverse Reaction of Herbal Drugs. Springer Verlag. Berlin. 179~192 (1992)

Sorensen H. Sonne J. Curr Therap Res 57. 959~968 (1996)

Sotaniemi EA. Haapakoski E. Rautio AR. Diabetes Care 18. 1373~1375 (1995)

Suh SO. Jeung CH. Soo GS. The Ginseng Review. 25. 78~85 (1998)

Takagi K. Saito H. Tsuchiya M. Jpn J Pharmacol 22. 339~346 (1972)

Takagi K. Saito H. Tsuchiya M. Jpn J Pharmacol 24. 41~48 (1974)

Tsuo C. Yen CC. Lei HP. Yao Hsial Hsial Pao 7. 208 (1959)

Vuksan V. Sung MK. Sievenpier JL. Buono MD : Experimental Biology 2002[R] New Orleans. Louisina. Abstracts Part I. A647 (2002)

Wakabayashi C. Murakami K. Hasegawa H. Saiki I. Biochem Biophys Res Commun 246. 725~730 (1998)

Wagner H. Norr H. Winterhoff H. Phytomedicine 1. 63~76 (1994)

Watt.J, Bottomley M. Br J Sp Med, p.23, 76~79 (1988)

Wiklund IK, Mattsson LA, Lindgren R, Limoni C. Int J Clin Pharmacol Res 19, 89~99 (1999)

Yamamoto M. Kisho & Linshiou, 17(6), 178~185 (1983)

Yamamoto M, Uemura T, Nakama S, Uemiya M, Kumagai A. Am J Chin Med 9, 96~101 (1983)

Yang JH, Kim ND. Seoul Univ J Pharm Sci 7, 24~36 (1982)

Yokozawa T, Oura H. J Nat Prod 53, 1514~1518 (1990)

Yokazawa T, Oura H. J Ethnopharmacol 34, 79~82 (1991)

Yokazawa T, Kobayashi T, Kawai A, Oura H, Kawai Y, Kawashima Y. Chem Pharm Bull 33, 722~729 (1985)

Yoshimura H, Kimura N, Sugiura K. Meth Find Clin Pharmacol 20, 59~64.(1998)

Yoshita Y. Kisho & Linshiou, 16(10), 302~308 (1982)

Yun TK, Choi SY. Cancer Epidem Biomaker Preven 4, 401~408 (1995)

Yun TK. The Lancet Oncology 21(1): 49~55 (2001)

Zhang JT, Qu ZW, Liu Y, Deng HL. Chinese Med J 103, 932~938 (1990)

Ziemba AW. Int'l J Nutrition 9, 371~377 (1999)

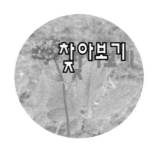

찾아보기

인삼과 건강(Ginseng in health and diseases)

116

■ 저자소개 ■

약학박사 **김 동 현**

1979. 경희대학교 약학대학 약학과 졸업

1987. 일본도야마 의과약과대학 대학원 약학과 졸업(약학박사)

1987~1989. 미국 National Institute of Health 연구원

1988~9.~현재 경희대학교 약학대학 약학과 교수

2000. 3~2001. 12 경희동서약학 연구소장

2003. 11~현재 경희대학교 약학대학 학장

인삼과 건강

2005년 10월 5일 초판 인쇄

2005년 10월 10일 초판 발행

지 은 이 • 김 동 현

발 행 인 • 김 홍 용

펴 낸 곳 • 도서출판 **호 일**

주   소 • 서울특별시 동대문구 용두2동 102-201

전   화 • 02) 928-6644~5

팩   스 • 02) 927-7703

홈페이지 • www.hyoilbooks.com

등   록 • 1987년 11월 18일 제 6-0045 호

무단복사 및 전제를 금합니다.

값 **7,000** 원

ISBN 89-8489-168-1